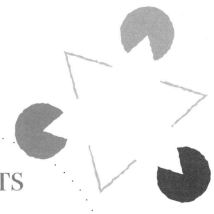

IOO KEY POINTS

Gestalt Therapy:
100 Key Points & Techniques

完形治疗
100个关键点与技巧

（原著第二版）

（英）戴维·曼恩（Dave Mann） 著

窦东徽　李雪燕　译

全国百佳图书出版单位

化学工业出版社

·北京·

北京市版权局著作权合同登记号：01-2022-3884

图书在版编目（CIP）数据

完形治疗：100个关键点与技巧／（英）戴维·曼恩（Dave Mann）著；窦东徽，李雪燕译．—北京：化学工业出版社，2023.4

（心理咨询与治疗100个关键点译丛）

书名原文：Gestalt Therapy: 100 Key Points & Techniques

ISBN 978-7-122-42910-0

Ⅰ.①完… Ⅱ.①戴… ②窦… ③李… Ⅲ.①精神疗法 Ⅳ.① R749.055

中国国家版本馆 CIP 数据核字（2023）第 017386 号

责任编辑：赵玉欣　王　越
责任校对：王　静
装帧设计：关　飞

出版发行：化学工业出版社
　　　　　（北京市东城区青年湖南街 13 号　邮政编码 100011）
印　　装：大厂聚鑫印刷有限责任公司
710mm×1000mm　1/16　印张 19　字数 256 千字
2023 年 5 月北京第 1 版第 1 次印刷

购书咨询：010-64518888
售后服务：010-64518899
网　　址：http://www.cip.com.cn
凡购买本书，如有缺损质量问题，本社销售中心负责调换。

定　　价：59.80 元　　　　　版权所有　违者必究

完形治疗提供了一种聚焦当下的关系方法，其核心是一种基本信念，即相信来访者知道调整其情境的最佳方式。新版《完形治疗：100 个关键点与技巧》为完形治疗这一灵活的、影响深远的方法提供了简明易懂的指南。全书包括如下几个讨论主题：

● 支撑完形治疗的理论假设；

● 完形评估和进程诊断；

● 场论、现象学和对话；

● 伦理和价值观；

● 评估与研究。

本书主要的适读人群是正在接受完形治疗培训的学员，以及想对完形取向有更多了解的执业心理咨询师和治疗师。

戴维·曼恩是英国心理治疗协会（United Kingdom Council of Psychotherapy，UKCP）的注册完形心理治疗师，他在"回心"研究所（Metanoia Institute）、完形心理治疗培训所和舍伍德心理治疗培训所担任督导和培训师。他还曾任《英国完形杂志》（*British Gestalt Journal*）的副主编。

致
谢

从存在主义的观点来看，我们都被扔进了这个世界。我真的很幸运能在一个充满爱心和关怀的家庭里安身立命，所以首先我欠父母罗恩（Ron）和玛格丽特（Margaret）一份永远无法偿还的感激之情。在我写这本书的第一版时，我父亲去世了，但他的精神仍然伴随着我，我母亲对家庭的不懈奉献仍然激励着我。

我还要感谢我的妻子卡琳（Karin），她始终如一的爱和支持是我习以为常、不可或缺的坚实后盾。她还担任了我的第一位编辑，让我啰唆的言语变得凝练。多年来，我的孙子鲁（Ru）、奥托（Otto）和阿萨（Asa）重新赋予了我游戏的意义，这对我作为治疗师和作家都有帮助。

我有幸获得了大量的专业性支持，在此要感谢的人太多，难免挂一漏万。我的好友兼同事萨莉·德纳姆·沃恩（Sally Denham-Vaughan），她无私地给予我的，远比她意识到的要多。在她的一些理论分享深植于这本书之前，她的影响已经存在多年。另一位是马尔科姆·帕莱特（Malcom Parlett），能触及他光辉的思想和人性是我一生之幸。

多年来，通过内摄、赞同或分歧帮助我形成思想的培训师和同事，按时间顺序排列的名单远远不够全面，其中包括：伊恩·格林韦（Ian Greenway）、肯·埃文斯（Ken Evans）、德斯·肯尼迪（Des Kennedy）、理查德·厄斯金（Richard Erskine）、彼得鲁斯卡·克拉克森（Petruska Clarkson）、里奇·海克纳（Rich Hycner）、朱迪斯·海明（Judith Hemming）、林恩·雅各布斯（Lynne Jacobs）、琳达·奥斯本（Lynda Osborne）、菲尔·乔伊斯（Phil Joyce, ）、加里·扬特夫（Gary Yontef）、萨莉·丹汉－沃恩（Sally Denham-Vaughan）、弗兰克·斯泰姆勒（Frank Staemmler），马尔科姆·帕莱特（Malcolm Parlett）、布伦达·勒科克（Brenda Luckock）、玛吉·里奇韦尔（Maggie Ridgewell）、戈登·惠勒（Gordon Wheeler）、彼得·菲利普森（Peter Philippson）、唐娜·奥兰治（Donna Orange）、简·鲁巴尔（Jan Roubal）和安妮·佩蒂特（Anne Pettit）。

还要感谢 Routledge 编辑团队的耐心和支持，感谢他们邀请我撰写第二版《完形治疗：100 个关键点与技巧》。

在心理治疗领域工作的一个副产品是，我从多年来遇到的诸多来访者、督导和学员那里学到了很多东西。虽然经历了一些困难，但从总体上来说，认识他们并成为其旅程中的一部分是一种荣幸。写作是一段孤独的旅程，因此我也要对第一版的读者表示诚挚的感谢，他们不辞辛苦地和我取得联系（接触）、提供自己的意见，建设性地表达批评和感谢。你们已经为第二版的完成提供了助力。

序

应出版社邀请给这本书的第二版写个序，我坐在电脑前打开 Word 文档，第一个念头是：我该给这篇序起个怎样的标题呢？然后，我又翻看了一下这本书，发现从作者写的"致谢""前言"，到译者写的"译后记"，都是没有标题的。

这是非常朴实无华的一本书，唯一"花哨"的地方大概是书名中的"100"了——显然那是这套译丛原本设计的营销技巧，每个流派都是整齐划一的"100"。"100"和"101"甚至"99"，都是常用的花招，作为一种"心理战"的技巧，撩拨读者（购买者）的购买欲。而完形治疗，作为一种倡导创意、反权威以及藐视规则的流派在此也不能免俗，不得不和此系列的其他书一样，有一个整齐划一的面貌。

单从目录框架看，这本书的新版在第三部分"治疗之旅"中多了"完形的三支柱"这几个字。这一部分也是作者在这一版中调整最多的（新增条目 14 个，减少条目 11 个）。看得出作者的重视。在这本书里，完形的三支柱指的是影响完形治疗的三种主要的哲学理念——场论、现象学和对话。尽管不同的完形治疗专家可能会有不一样的看法——在我的完形老师看来影响最大的是存在主义心理学、人本主义心理学和现象学——但是场论、现象学和对话确实也是组成完形系统的很重要的组块。

这就是完形治疗有趣的地方。完形是一种极具整合色彩的心理治疗流派，在一路发展的过程中杂糅了很多东西。它和艾瑞克森的现代催眠、萨提亚的家庭系统治疗并称策略派咨询，走折中主义的技术路线。我和我的完形工作坊拍档曾经因为准备开一个完形特别训练项目而探讨过完形治疗和其他流派不太一样的地方：其他流派（比如精神分析疗法、认知行为疗法等）往往有完整、全面、富有逻辑性和层次的结构，而完形仿佛是"东拉西扯"，有很多组块，仿佛在玩乐高，在这个场景，这几块是重点，在另一个场景，那几块是重点，根据不同情况，图形与背景不同，各元素有不同的组合，随机应变。请注意，这里说的是整合，不是拼凑，所以这些元素要件的配搭是"严丝合缝"的，而不是七歪八扭的。这也是完形既容易学又难学习的地方。和其他流派的疗法比，在它极简的理论和方法中，知识点实在不多，但遇到具体情境，能在电光石火中发现关键点，能千变万化地把技巧用出来，这是不容易的。在这方面，学习完形有点像学拳击、学游泳、学中医，核心原则和重点也许就那么一些，但要成为高手，必须反复看、反复练、反复体验、反复实践。完形治疗也鼓励学习者在学习过程中整合进自己的东西，比如个人特质和偏好等，允许学习者发展出属于自己的完形治疗风格，而不是循规蹈矩，不容变化。

由于完形治疗的策略派色彩。咨询过程常常效率很高。有时富有创意的神来一笔，把进程推进了一大步，有时看似波澜不惊、自然而然，其实却丝丝入扣、行云流水把个案完成了。很多新人或外行由此会误解完形简单容易。但等自己上手实践，却发现各种别扭，效果很难像"老法师"那样显著。加上现在名师凋零（包括心理学、心理治疗学强大的美国），咨询越来越追求四平八稳的安全性，经典完形的面质、犀利、激烈、冒险的特质在慢慢被磨灭，按照我完形老师塔克(Tucker)的说法，"经典完形都快失传了"。我做了二十年咨询后遇到我的老师，赞叹于他的手法，连续跟着他学习了七年（至少180天，其实七年之后，仍然陆陆续续地继续学习），觉得学得七七八八了。但每次和他聊起他那些个案，还是会被他敏锐的洞悉和富有创意的处理手法惊艳到，发现仍然有许多可圈可点、值得细致学习和不断提升的地方。

由于完形治疗的整合性和策略派风格，用100个关键点与技巧去展示完形倒也是挺相称的。这些关键点，你可以单独看，单独琢磨，也可以尝试整合起来看，整合起来琢磨。甚至慢慢发展出属于自己的100个关键点与技巧。至于完形治疗的另一个非常重要的特质——体验性或重视体验，第二版最大的一个变动是突出了练习和体验，在章节中增加了许多"体验式练习"的内容。我一直认为完形治疗仅仅靠看书、听知识性的网课是学不好的，而需要参加现场的工作坊学习。现在练习和体验这部分多少弥补了一点体验性上的不足。这对于学习是非常必要的。

好了，让我的絮叨从图形退回到背景去吧，不打扰各位的阅读和学习之旅了。

叶斌

博士，注册心理师，督导师

华东师范大学青少年心理健康教育研究与培训中心总监

2008 年，我尝试性地开始写下《完形治疗：100 个关键点与技巧》第一版的前几句话：我的目的是创作一部关于完形治疗方法论和支撑该方法论的理论基础的专著。为被这些文字撩拨起兴趣的读者提供指引则是下一步的目标。在撰写第二版时，这些目标并没有改变，但不可避免的是，正如世界发生了变化一样，完形治疗的世界也发生了变化（并不是说它们是各自独立的世界）。因此，第二版需要重新修改和重构：删除了部分理论关键点并添加了新的关键点；对每个关键点都进行了修改和更新；对体验式练习同样也进行了更新。❶

人们经常引用这句话："没有实践的理论是空洞的；没有理论的实践是盲目的。"（Morrison & van der Werf，2012:399）为了让你避免空洞和盲目，我以与第一版相似的方式构建了第二版，并邀请你参加体验式练习和实验，希望借此你能对这些关键点有更切身的体会。但就像任何实验一样，这并不是绝对的！显然，你不是必须完成这些练习和实验，但如果你选择不去做，为了保持完形方法的一致性，我请你考虑一下你的"阻抗"。为了保护隐私，在书中的案例和简短的"笔录"中，我全部使用化名记录，类似"合成图片"。为了平等，我交替使用"他""她"和不太直接的"他们"，并交替使用治疗师的性别。如果你想以"空降"在某个关键点的方式来参加这趟旅程，你可以这样做，但要知道，如果你选择这样做，你将缺乏一些关于旅程的背景知识。用完形的术语来说，前景需要一个坚实的背景，才能产生清晰

---

❶ 本书第二版是在新冠疫情暴发之前编写的。当你阅读 100 个关键点时，你会理解这场全球性的危机是如何塑造我们对世界的体验的，或者用完形的术语来说，我们的现象场/情境中的一个主导图像是如何影响我们与世界的对话的。如果我在新冠疫情期间写下第二版，我无疑会举几个例子来说明这一过程。然而，在这一版中，我概述了一种基于过程的治疗方法，并且所讨论的理论可以应用于灾难性事件和俗常事件以及介于两者之间的一切事物。

的图形。

我们每个人塑造现实的方式，都是一种独特的创造性行为，它与我们的过去和我们现在的处境有关。在这次际会中，我们可能会对当前体验的新鲜感作出反应，或是对很久之前、导致固定的习惯性存在方式的内化叙事作出回应。在接下来的内容中，我们将探讨我们在回应个人叙事时可以参与的过程，我们如何翻新陈旧的联结模式，以及我们如何根据我们对世界的看法形成各自的现实。世界可能是由原子构成的，但它是由故事联系在一起的。

由于篇幅的限制，为了保证行文流畅，我在某些地方会使用简写。例如，当我在"图形和背景"中使用术语"图形"时，表示"图形和背景之间的动态、不断变化的过程"（如果我在每处都使用这个短语，文字会显得非常累赘），我希望这不会导致误解。我邀请读者透过关系之镜审视书中的一切，并可以自由地同意、不同意、解构和重构我这位完形治疗师的观点和意见——我只请你注意任何预设的倾向。

作为一种真正的综合性治疗方法，完形疗法有着丰富的哲学思想，其基础是现象学（phenomenology）、场论（field theory）和对话（dialogue）——统称为完形的三大支柱。这种创造性的综合也融合了整体主义、存在主义、身体工作、格式塔心理学和东方哲学（如禅宗佛教和道教）。我们将看到完形疗法的理论和实践是从其创始人的个人经历以及他们与一系列心理治疗学家和哲学家的"会面"中产生的。我邀请你和我这位完形治疗师一起旅行，看看我们可能会发现什么。

戴维·曼恩（Dave Mann）

目录

Part 1

第一部分
完形治疗之旅地图：
基础理论假设

001

Part 1

Part 2

Part 3

Part 3

第三部分
治疗之旅：
完形的三支柱

105

Part 3

第三部分
治疗之旅：
完形的三支柱

105

Part 4

第四部分
转化：旅途换乘

203

Part 5

第五部分
伦理和价值观：
所有治疗旅程的
重要警示牌

Part 6

第六部分
对方法的评估：终点
和回顾

100 KEY POINTS

完形治疗：100 个关键点与技巧

Gestalt Therapy:
100 Key Points & Techniques

Part 1

第一部分

完形治疗之旅
地图：基础
理论假设

1

完形治疗简史

正如每个人都有出身背景（background）一样，所有的疗法和理论都源自特定背景。以这样一种浅显的陈述开篇，我并不感到抱歉，因为关注"显见性"（obvious）是完形治疗（gestalt therapy）的核心工作原则。

完形治疗将广泛的理论和概念编织成一个完整的整体。与疗法的联合创始人劳拉·皮尔斯（Laura Perls）、弗里茨·皮尔斯（Fritz Perls）和保罗·古德曼（Paul Goodman）一样，自从开创性著作《完形疗法：人类人格的兴奋和成长》（*Gestalt Therapy: Excitement and Growth in Human Personality*）（Perls, Hefferline, & Goodman, 1951；以下简称"PHG"）问世以来，完形治疗就有着一段多彩、激进而叛逆的历史。

让我们从皮尔斯的家乡和单词"格式塔"（gestalt）的起源地——德国聊起。获得医学博士学位后，弗雷德里克·弗里茨·皮尔斯于1926年移居法兰克福——一个哲学、艺术、心理学和创造性智能蓬勃发展之地，他在那里协助整体心理学的重要人物库尔特·戈德斯坦（Kurt Goldstein）进行脑损伤士兵的研究。在法兰克福大学，弗里茨（后来他的学生们都这样称呼他）遇到了他的妻子劳拉，劳拉是戈德斯坦的学生，她与存在主义哲学家马丁·海德格尔（Martin Heidegger）、完形心理学家马克斯·韦特海默（Max Wertheimer）以及存在主义神学家保罗·蒂利希（Paul Tillich）和马丁·布伯（Martin-Buber）一起学习。弗里茨的训练分析师是威廉·里奇（Wilhelm Reich），他在身体铠甲（body armour）方面的工作塑造了弗里茨的临床思维。哲学家西格蒙德·弗里德兰德（Sigmund Friedlander）

进一步影响了弗里茨，他由此发展了创造性中立（creative indifference）的概念。（精神）分析师奥托·兰克（Otto Rank）强调了重新体验和确立当下（here and now）意义的重要性；同为分析师的凯伦·霍尼（Karen Horney）进一步强化了一种更现实、更注重环境的治疗方法。弗里茨和劳拉都被流行的完形心理学面对还原论时提出的感知和综合整体的观点吸引——它为他们提供了完形治疗作为整合框架的组织原则（Yontef，1993）。社会心理学家库尔特·勒温（Kurt Lewin）与完形心理学家一同工作，发展了他关于场论的观点，并将其整合到完形治疗中。

　　法兰克福培育创造性思想家的温床被"第三帝国"（纳粹德国）的崛起摧毁。劳拉和弗里茨逃往荷兰，在那里短暂停留后，他们又前往南非，从事精神分析工作。在南非他们会见了《整体主义与进化》（*Holism and Evolution*）一书的作者扬·史末资（Jan Smuts），他曾任南非总理，他在书中认为有机体是自我调节的，它既包含过去，也包含现在的未来（Smuts，1926）。

　　弗里茨从未轻易接受经典精神分析的教条主义，他在 1947 年发表了第一份反对这种方法的声明《自我、饥饿和攻击性》（*Ego，Hunger and Aggression*），副标题为"弗洛伊德理论和方法的修正"。尽管这本书的署名作者为弗里茨·皮尔斯，但自从劳拉和弗里茨在戈德斯坦讲座上相遇，她就对弗里茨的思想产生了诸多影响，因此劳拉无疑对这本书有相当大的贡献。

　　第二次世界大战后，弗里茨和劳拉移居纽约，那里有他们曾在法兰克福经历过的时代精神的余晖。他们成立了纽约完形治疗研究所（以下简称"纽约研究所"），并接待了许多来访者，但其中最重要的可能是保罗·古德曼。弗里茨和劳拉已经熟悉古德曼革命性的社会和政治信仰，以及他丰硕的写作成果和广博的教育成果。他在著作中承认了发展性心理治疗师们对西格蒙德·弗洛伊德（Sigmurd Freud）的"亏欠"："他首先探索了地狱的花海，而后则是天堂的荒漠。这是一项未竟的事业。他的成就有待实现。"（Goodman，1977：6）古德曼被聘为《完形疗法：人类人格的兴奋和成长》（*Gestalt Therapy*：*Excitement and Growth in Human Personality*）的合著者。哥伦比亚大学教授拉尔夫·赫弗林（Ralph Hefferline）也被招募来；人们普遍认为，他的贡献集中在他的学生的参与以及撰写练习报告上。

纽约研究所的观念在美国引起了其他人的兴趣。随后，克利夫兰研究所（Cleveland Institute）成立，在纽约研究所成员的帮助下，他们制订了一项强化培训计划，由同行中出类拔萃的著名完形治疗师约瑟夫·津克尔（Joseph Zinker）、欧文（Erving）、米里亚姆·波尔斯特（Miriam Polster）、索尼娅（Sonia）、埃德温·尼维斯（Edwin Nevis）以及伊莱恩·凯普纳（Elaine Kepner）等人运作实施，使完形疗法理论精进，声名远播。

弗里茨继续运作了一系列培训和治疗小组，但越来越挫败。他在加利福尼亚州东海岸安家，并在那里的艾萨伦学院（Esalen Institute）成为名人。不幸的是，他当时的一些工作导致了对完形疗法的误解和简单化的想法，例如它完全基于技术但缺乏理论。许多人只是照搬他们所看到的弗里茨的工作方式。20 世纪 60 年代中期，在当时的反文化运动的推动下，完形的流行出现了爆发式增长。增长运动的中心是艾萨伦和弗里茨，而同时在纽约的劳拉·皮尔斯、保罗·古德曼和其他人则继续按照原初的模式进行完形治疗。

大约在 1970 年弗里茨去世时，英国开始发展完形治疗。最初，英国大部分完形治疗的培训都具有美国的授课风格。在 20 世纪 90 年代培训变得更加正规之前，没有正式指南的区域化培训教授的是主要培训人员偏好的完形版本。1993 年，英国心理治疗协会（UKCP）成立，许多完形培训课程的教学大纲变得与 UKCP 注册要求一致。研究所与大学建立了合作伙伴关系，并提供了一系列资格证书，甚至可以在此得到博士学位。

完形治疗已经从激进和反叛走到了如今的地位，尽管现在仍然有点儿令人不安：完形治疗现在作为一种理论上严谨的疗法得到了广泛认可，这显然是有益处的；然而，一部分牺牲则是失去了这种方法的冒险性、顽皮性和狂野的创造力——这也正是完形治疗的天才之处和争议的源泉。

关于这一点的一些讨论在我所著的《个体治疗手册（第六版）》（*The Handbook of Individual Therapy-Sixth Edition*, 2014）引言中也有提到。

2

什么是完形？

回想起职业生涯早期做心理治疗师时，我曾被一位女来访者问："什么是完形？"我艰难地给出了清晰的答案。虽然我感到"艰难"是由于对这种方法不熟悉，但由于"完形"（gestalt）是一个德语单词，这个名词没有直接对应的英文，它被认可的含义最接近的翻译是模式（pattern）、形式（form）、形状（shape）或整体结构（whole configuration），这使我更难准确地回答她的问题。在德语中，"完形"一词涉及一个人的全貌和他们的整体。我们以整体而不是单独的组成部分来感知事物，完形心理学表明我们会将模式组织成有意义的整体（见第 4 个关键点）。当我们观察一所房子时，我们会将它视为一个整体，而不是单独的砖块、窗户、屋顶砖、排水管和排水沟等的集合（Parlett，2015）。我们对这座房子整体的看法将受到许多因素的影响：我们的历史、我们当时的需求、我们的文化背景等诸多方面。因此，由于没有两个个体的历史在完形中是相同的，我们认为没有两个个体的认知是相同的，也许相似但不会相同。从这个意义上来说，我开始写这本书时面临着像每一位完形治疗师在治疗室面对不同的人类同胞时一样的难题。由于我们个体的独特性，我们可以从另一个人那里得到经验，但我们永远不能完全地理解他人的经验。为了尽可能获得对他人最佳的理解，我们需要领会他们把自己置于与之关联的环境中的方式、他们描绘自身所处的世界及在该世界中所见所闻的模式、他们塑造和形成自身经验的方式，以及个体如何形成并实现经验的越迁。

许多人说"完形"这一词语应该像其他的德语词汇一样被大写，然而完形治疗之前并没有在以英语为母语的国家中出现过，直到该学派创始人在 1951 年发表了具有开创意义的著作《完形治疗》（*Gestalt Therapy*）后 ❶，"完形"才在此扎根。作为其源泉之一的完形心理学在这之前存在了 50 年，我很清楚，正如布鲁姆（Bloom）、斯帕格诺罗 – 洛布（Spagnuolo–Lobb)和斯泰姆勒（Staemmler)主张的那样，"完形不再只是一个中规中矩的新疗法的名称，而是众多公认有效的疗法之一……所有这些疗法都是被冠以通用的名称，完形治疗也已经可以用小写表达"（2008：7）。德国名词术语的争论在我这儿根本站不住脚，完形就是个英文单词，就如同德国熏肠和酸菜这类词语一样。因此，在这本书里，像精神分析、心理治疗、认知行为治疗一样，"gestalt"一词通篇将以小写形式出现 ❷。

用三言两语去解释完形治疗是件很困难的事，我会将它概括为一种关系疗法，这种疗法综合了三种主要的哲学理念，这些哲学理念就是"完形的支柱"（Yontef,1999：11）。

① 场论：人的经验产生于在他们所处的情境（situation）或场（field）中（我将交替使用"情境"和"场"这两个术语）。

② 现象学：在外显或被揭示的事物中寻求理解，而非通过观察者的解读去理解。

③ 对话：沟通的具体形式（不只是谈话）与形成什么样的关系有关，而形成的关系又会影响沟通形式。

在完形治疗师的工作中，这些哲学理念互相交织，并且关系观点也居于每条哲学理念的核心。因此，我把完形看作真正的整合心理治疗。如果这些支柱中的任何一个理念没有被实践的话，完形治疗就没有真正得到实施。完形治疗是一种经验疗法，因此实验是该方法的关键。西方文化中盛行的身心二元论在完形这里受到了其所持的整体观的猛烈阻击，整体观认为个体和环境场是紧密依存的。上述观点以及完形治疗认为自我是在会面过程中形成的，而不是将其看作个体的某种所属物，

---

❶ 弗里茨•皮尔斯通常被认为是完形疗法的唯一创始人。然而，皮尔斯的妻子劳拉被认为在完形疗法的发展中扮演了一个重要的、很大程度上被低估的角色。另一位联合创始人是保罗•古德曼，他是开创性著作（PHG,1951）的联合创作者。

❷ 例外的情况将出现在我引用其他人用大写字母写"gestalt"的地方。

这使完形治疗区别于其他大多数心理疗法。

　　我们探索一个人如何去接触他们自己的世界、如何对情境做出回应，以及过去和现在的情境如何影响他们（我们）当下接触世界的过程。我们积极地投入到与来访者的关系中，并作为他们情境中的一部分认真留意在彼此的动态交流中发生了什么。我们致力于通过悦纳他人呈现在我们面前的一切——无论当前的、过去的还是将来的——来提高觉察。完形是令人激动的、充满生机的和富有能量的，在接下来的章节中，通过回溯完形丰富翔实的历史，我这个完形治疗师会继续给出关于完形治疗各方面的见解。

3

什么是一个完形？

完形是这一取向的创始人所指的机体化（organismic）需求（PHG，1951），所以这一命名强调体验的鲜活属性。一个完形代表一个整体的经验，这种经验根据当前需求的不同可以跨越不同的时间段。例如，饥饿时的需求可在数分钟内得到满足，或者等到一餐美味佳肴后才被满足，而有一种"饥饿"需求的满足会长达数年，这种"饥饿"就是能够拥有一份具有成就感的事业。我们人类是有内在联系的，这种联系遵循于整体经验，这些经验的形成始终与环境有关，因为"有机体和环境是相互依存的"（Perls，1947：34）。用餐者和食物彼此相关并相互改变。近年来神经科学的研究也不断证明，当一个人与另一个人接触时，这个人也会发生变化（Siegel，1999；Gallese，2001；Schore，2003；Ferrari & Rizzolatti，2015）。当一种需求被满足，这个完形就完成了，个体可以自由地继续处理新的需求，因为个体为它们创造了空间以便面对新需求的到来。

虽然一个完形是单个经验单元的代表，但我不想给人留下这样一种印象，即完形理论认为我们在生活中是采用断续的方式把一个单元的经验转移到下一个单元中。需求、冲动、反应和欲望——完形——是相互交织在一起的。例如，当我为了满足热饮需求点了一杯咖啡，但在它送来之前，我感觉到鼻子上有点痒，那我就需要去抓挠以满足"解痒"的需求。在我用指尖在键盘上敲字之前，我会边喝咖啡边投入到对未来章节写作的想象中。从这一解释中，你可以发现，不论是情感流露还是联想想象，每个完形都会在现有的这个时空中游走。一个人的过往和他们的期望，以及其面临的情境和个人所处文化背景所施加的影响都会塑造个人完形的形成和转换方式。完形是根据完形疗法的前辈，即完形心理学家研究的原则来组织的，这些原则被称为感知的完形法则（gestalt laws）（Wertheimer, 1925; Kohler, 1938），接下来的章节将讨论这些原则。

　　一种需求的出现到完成的过程被描述为一系列的阶段。多年来这些阶段被阐述和修改，后来创始人把完形概念形式化，将其分为四个阶段，并把这些阶段分别称为前接触（fore-contact）、接触（contact）、最终接触（final contact）和后接触（post-contact）（PHG, 1951）。自此，为了阐明一种体验（一个完形）的完成，许多分阶段的图式被发展出来并被范式化地表征，金克尔（Zinker, 1977）、内维斯（Nevis, 1987）和克拉克森（Clarkson, 1989）设计的范例已成为人们熟知的完形循环（gestalt cycle）或经验周期。我将在第 15 个关键点进一步讨论这些图示。

4

完形心理学中的感知定律

完形治疗并非一夜之间出现，它是不同哲学的整合，诞生于 20 世纪早期从感知研究开始的完形心理学。来自德国的马克斯·韦特海默、沃尔夫冈·柯勒（Wolfgang Kohler）和库尔特·考夫卡（Kurt Koffka）等完形心理学家，他们研究的是我们感知方式的常见模式。他们最初的工作侧重于视觉感知组织，并制定了以下"感知定律"（laws of perception）：

● 封闭律——我们通过填补任何可能缺失的间隙来完成图形，从而使图像变得有意义。在图 4.1 和图 4.2 中，我们通过填充间隙来形成圆形和驮着骑手的马的图像。

● 连续律——我们将事物感知为是连续的，即使事实上它并没有那么连续；这是在感知图 4.1 和图 4.2 时所需要的另一个要素。

● 相似律——我们将相似的元素或模式组合在一起。在图解示例中，相似性可能是形式、颜色或形状。在图 4.3 中，我们倾向于将图像按列分组，而不是按行分组。

● 邻近律——我们将元素根据邻近度进行分组；因此，在图 4.4 中，我们倾向于看到四行而不是四列。

● 对称律——我们认为对称的图像属于一个整体，无论它们之间的距离如何。我们倾向于将事物感知为围绕寻求平衡的中心点形成。

这些"定律"将影响我们如何形成、组织和塑造我们对世界的体验。本质上，我们寻求完整、有序和简单。

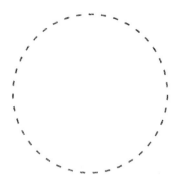

图 4.1 封闭律 / 连续律（1）

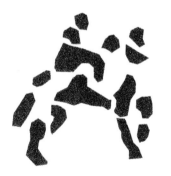

图 4.2 封闭律 / 连续律（2）

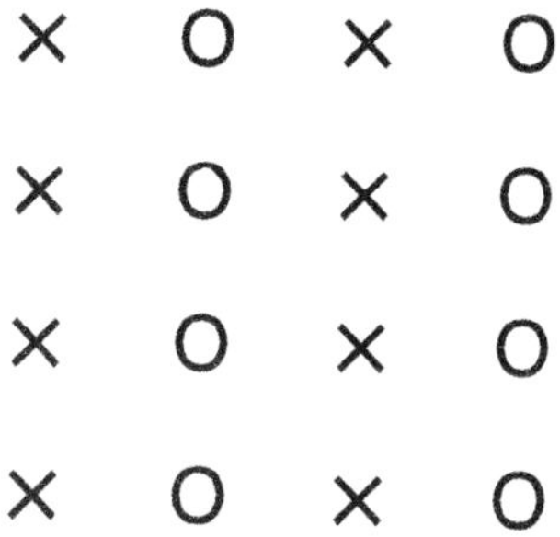

× O × O
× O × O
× O × O
× O × O

图 4.3 相似律

```
X   O   X   O

X   O   X   O

X   O   X   O

X   O   X   O
```

图 4.4　邻近律

　　虽然图 4.1—图 4.4 都是视觉示例，但这些原则可以应用于不同的体验模式。例如，如果你听到一段戛然而止的音乐，你可能倾向于在脑中完成这段旋律。下次讨论你的梦时，也可以注意一下你是否对梦境做了一些修改以使其变得有意义。

5

图形与背景

完形治疗的创始人要感谢完形心理学家发展了图形（figure）和背景（ground）的定律（Wertheimer，1925；Koffka，1935），这是完形治疗的核心。

什么是图形与背景观念呢？图形本质上来说是某一时刻浮现在你眼前的东西。在你阅读这本书的当下，它可能是这一页上的文字，也可能是一段记忆、一种气味、一种掠过你身体的紧张感。你的背景是你在这个世界的全部经历，包括你早期的成长经历、你具有的文化信仰、你受过的教育、你午餐吃的东西——你迄今为止对世界的全部体验，还有你对未来的想象。正是你的背景影响着你构建图形，以及赋予图形意义。例如，如果你的背景包括一段支持水平不相协调的成长经历，当你遇到一个具有挑战性的情境，比如加入一个新的社交俱乐部，你会感到焦虑，而如果你在成长过程中得到了很好的支持，并将这种支持内化，你可能会为即将结识新朋友感到兴奋而不是焦虑。

图形和背景永远在变化，新的图形会不断从你的经历中涌现出来。想象自己在电影院看一场有趣的电影，你注视着屏幕上的影像图形，而背景就是这个图像周围的一切，比如屏幕上不太突出的图像、电影屏幕、电影院本身的环境、坐在你身边的人、在影院里度过的时光、你在这天早些时候遇到的事情、你的外部生活、你的人际关系、你的整个人生历程和你的文化环境，它们都可以作为背景。这一切体验构成了你的经历的基础，在这段经历中，你从屏幕上呈现出的图像中形成你自己的图形，而这些基础会影响你如何构建这些图形。比如电影中播放一对情侣正在拥吻，你在电影中的幻想可能会形成一个新的图形并减轻由之前的感情经历造成的悲伤，也可能会因为你父母过于传统的态度而觉得如今镜头中出现了太多的性感画面。然后你身边的人开始吃爆米花，你可能会产生一种新的愤怒的图形或者产生对食物的渴望，又或者这个人只会成为你背景的一部分，而不会成为一种图形，当你的兴趣图形转移回屏幕上时，他会立刻隐入你的背景。

图形和背景的许多例子都可以通过示例（见下文）进行直观说明。但是，我强烈建议读者牢记，在完形中，图形和背景可以用于描述任何体验的过程，而不仅仅是视觉体验。

图形和背景的概念经常由一个花瓶和两个人脸的轮廓组成的图形进行表述和说明（图 5.1），这个图形被称为"鲁宾花瓶"（Rubin vase）。但也有许多类似的插图可以使用，图 5.1、图 5.2 和图 5.3 展示了图形和背景之间的关系。图形不能单独存在，在这三个实例中，任何时候都有一个人形的图形，同时其他的图像则成为了背景。没有背景就不能形成一个图形，且多个图形不能同时存在。

完形治疗师对图形生成（figure formation）过程感兴趣的地方是：个体会选择什么图形，以及如何选择。换句话说，就是人们如何理解此刻（以及下一刻和再下一刻）的世界。图形是从一个未经分化的背景经验中生成的，核心需求和兴趣也从中浮现。在一个良好的图形生成过程中，这些需求和兴趣会伴随着清晰敏锐并具有促进作用的力量出现。这会是一个流畅的过程，会对不断变化的情况及时做出崭新的回应。当图形生成过程变得死板和习惯化，与过去而不是此时此刻的环境相关

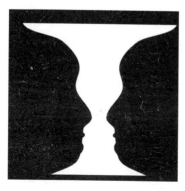

图 5.1　鲁宾花瓶

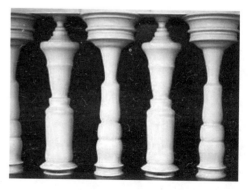

图 5.2　柱子还是人形?

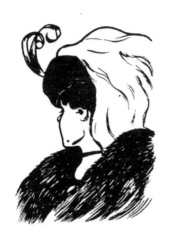

图5.3　老太太还是年轻女子？

时，你对于新鲜事物的觉察就会减少甚至消失，因此人们就不会整合新的经验。

联系到我们的环境，竞争性需求的上升和下降来源于内部经验或者外部刺激。花点时间回顾一下在你阅读的这段时间里浮现的不同图形吧。

在某些情况下，比如严重焦虑症，图形被快速生成且不能从背景中充分分离出来，经验的同化没有发生，一个接一个快速变化的模糊图形会导致杂乱且不完整的完形状态。与环境的接触会变少，呼吸会变得短促，消极思维和被投射的幻想层出不穷，整个机体系统加速。图形无法被明确地分离，导致人们本能地从内部极点（internal pole）做出响应，并增加他们的孤独感。相反，在一个良好过程中出现的图形会是那一时刻的主导需求，会被明确定义并从背景中突显出来，这被称为良式（good form）。我们可以想见，这种区别就如同看一台有天线故障的电视和一台高清电视。

完形治疗师所做的许多事都是为了使从未分化的背景中产生的图形明显化，但这样做的时候我们需要注意来访者背景的结构。就像一座建筑，无论外形多么美观，如果没有坚实的地基就容易坍塌。同样，如果建立在没有支撑的关系背景下，来访者即使建立起了与世界联系的新方式，它也会很快出现裂痕。

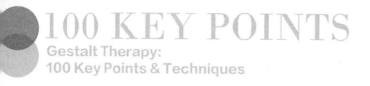

6

觉察和觉察连续体

在完形治疗中，我们的目标不是修正、修复或解决问题。完形的目标是觉察和沿着觉察连续体（awareness continuum）自由流动，即与我们的存在和当下的事物保持接触，并根据特定情况适当调整我们的接触水平。

意识触及一种情境并被一种情境环绕，因此觉察不是发生在一个人的内部，与环境隔绝，而是发生在个人与环境之间的关系中。

> 觉察是我们对情境的感知……是我们对社会领域的"感知"的感觉基础（Spagnuolo-Lobb, 2008）。觉察是我们对彼此的感觉，作为整个"主体间"体验的基础……它是我们意识的边缘。
>
> （Bloom,2014:188）

在完形治疗中，我们试图通过打破抑制图形和背景体验之间流动的障碍来促进这种"边缘"的扩展。

我们可能都会在某种程度上固着于一个特定的问题，以至于我们意识不到自己具有处理这些问题的能力。从正在经历焦虑困扰的人身上，我们可以看到这类令人沮丧的封锁的样例。他们可能与焦虑形成图形束缚（figure-bound），例如工作中的问题或身体疾病，甚至焦虑本身。这一绑定主宰着他们的思想，并发展成为一个强有力的、消耗性的图形，将其过往经历的背景贬低到无法被觉察到的阴影中。❶ 然而，图形和背景间的流动会遭遇顺流或逆流的封阻，有些具有强迫特质的人可能会被他们的经验场以及对未来想象中呈现出的多种选择麻痹，导致不能很好地在此时此地形成清晰的图形。与此相似，日常生活中各种各样的需求和有关于女性、孩子、男性应该如何存在于世界上的大量信息会让我们很容易迷失。结果便是，外部强加的规则埋葬了对欲望和愿望的觉察。

> 完形治疗的目的是觉察连续体；自由进行着的完形的生成（这是有机体最关心和感兴趣的，构成完形的关系、群体或社会）进入前景，在这里它被充分地体验和应对……之后就融入了背景之中……离开了前景位置后自由到达下一个相关的完形。
>
> （Perls,1973:2）

　　觉察连续体的一个终端，是以当你与环境充分接触时体验到的高度协调的感觉或直觉的形式出现的。连续的体验具有生动性和自发性。觉察连续体的另一端可以在那些不需要加强觉察的活动中被看到，比如我们有足够的能力通过肌肉运动知觉或者通过睡觉时维持的第一阶段水平保持肌肉张力。在这两个终端之间是那些需要一定程度的意识的活动——当你从超市买一瓶牛奶时，你不需要处于一种高度的意识状态！

　　重要的是，我们不会将价值赋予一种特定的觉察水平，而不去考虑所要面临的情境。同时，完形的目的是扩大来访者的觉察连续体，对任何人来说，生活在固定水平强度的觉察状态里是既不现实的也不可取的——巅峰体验依靠平静体验而存在。觉察可以是生动的、温和的、自动自发的、僵化的、有限的、阻塞的或者中断的，所有这些终究是有利的还是有害的，都将取决于情境。一个母亲在抚养婴儿时可能会忽略自己。当孩子已经长大成人，而母亲仍封锁对自己需求的觉

---

❶ 按照完形的观点，焦虑是一种缺乏充分支持的兴奋。

察，一个有问题的固着完形（fixed gestalt）正是在这种情况下出现的。这是我们在完形治疗中称为固着完形的一个例子，即旧的存在方式已经过时了。在促进提高觉察的过程中，我们为上述例子中的母亲提供更新其联结方式的机会。

为了更有效地进行完形治疗，我们对觉察的关注点需要超越个人进程，在包含来访者和治疗师之间所有一切的关系矩阵中，看它是如何出现、被抑制或剥夺的（Yontef, 2002）。如果我们仅仅聚焦于来访者的觉察连续体，我们就错过了关联的另一极。我们作为治疗师的任务不只是增强来访者关于他是如何受到世界影响的觉察，更要促进他了解世界是如何受到他以及他与世界之间交互过程的影响的。这种促进作用能够通过治疗师经过审慎思考且程度适当的自我表露来实现。

在完形著作中有一个明显的趋势，就是当讨论觉察时更加注重强调感官和身体体验，而较少涉及认知觉察（Fodor, 1998）。这可能代表了一些完形学派在形成初期反对精神分析的实践形式。我认为觉察就是觉察，无论它是认知性的、感觉性的、精神性的或者语言性的，一种完全具身性的觉察需要整合各种类型的体验。我们都会拥有我们的"觉察强度"，就如同我们的发展领域一样。我们需要在来访者所在之处与之见面，同时怀揣去发现他们如何与世界接触的兴趣和兴奋感，以及对于他们会如何影响我们的觉察。

我想邀请你完成以下体验式练习（Merleau-Ponty, 1962:116），该练习展示了不同的意识水平：

体验式练习

站起来，把手放在桌子上，然后往后靠。花点时间记录下你感受到的压力或紧张。很可能只有你的双手在倾斜时感受到压力，你的整个身体就像彗星的尾巴一样坠在它们后面。这并不是说你意识不到自己的肩膀、背或大腿在哪里，它们只是被你对双手的意识吞没了。

7

接触

接触（contact）是一种人们持续参与的创造意义的过程。它是我们对他人经验的模式化，是我们形成和塑造这种经验的方式。建立和断开接触的过程使我们了解自己的生活以及我们如何在世界上存在，我们所做的接触可能是枯燥乏味的，也可能是生动活泼的，或是这两极之间的任意水平。我们将始终与我们的环境保持某种程度的接触。接触是与我们的环境相关的运动和感觉过程，可以是有意识的、无意识的或部分意识的。尽管我们和我们所处的环境是不断变化的，但大多数时候接触都保持在一种平常水平，但如果我们开放面对新的经验并保持足够的好奇心，那么非凡的东西就会从平常的接触中出现。如果你对此表示怀疑，那么请用一个"不起眼"的水果来完成以下正念体验式练习。

┌╌╌╌┐ 体验式练习 ┌╌╌╌┐

取一个橙子或任何水果。在接下来的 10 分钟里，用你的感官慢慢地、仔细地探索这个水果，但不要破坏它。闻一闻它，用你的眼睛仔细观察它，你甚至可以试着听它"说话"。记下你在完成这个练习时可能产生的任何想法、任何批评或自我评论，让它们流过你的脑海。当你完成了 10 分钟的探索后，你还有 10 分钟的时间继续探索，但现在你可以剥开它的果皮。之后，在第三个 10 分钟里，对比一下你第一次开始练习时和现在，与这个水果的接触程度有何不同。

完形治疗师试图通过关注接触过程将无意识的东西带到意识中，因为"完形治疗是围绕意识和接触的核心理论概念组织的"（PHG，1951:8）。

意识和接触都是在环境与我们自身之间产生的。在西方文化中，我们倾向于将自己与环境联系起来，但这不是一条单行道。在完形治疗中，我们采取联系的观点，即环境不仅会回应，还会引发对话。椅子"邀请"人们坐下，饭菜对我们的所有感官"说话"，日落将我们"引向"它，就像其他人类与我们交流一样；我们生活在一个联系的世界中。

我们说的是有机体与环境的接触，但这正是最简单也最真实的接触。

（PHG，1951:3）

正如在讨论图形和背景时所提到的那样，我们在一瞬间只能与环境中的一个元素接触，无论是记忆、动作，还是身体感觉、情感等等。因此，尽管我们随时可以（从我们的背景中）接触到其他元素，但在那一刻，我们意识不到其他元素的存在，这可能在某种特定情况下适用，例如，在使用电锯时考虑度假可不是一个好主意！

我们通过完形中所说的接触功能或自我功能与环境进行接触（包括我们的五种感官以及我们如何在特定的环境中保持自我、呼吸和移动）。然而，为了让你了解我们是如何沿着接触连续体流畅地移动的，我邀请读者再次参与以下体验式练习，重点放在你的手上。理想情况下，找一个物体和一位同伴一起尝试。

(体验式练习)

专注于你的一只手，现在你可能还没有特别意识到这只手。如果你是单独做这个练习，慢慢地让那只手接触一个东西（例如桌子），如果你和另一个人一起做练习，则可以一起慢慢地触摸对方。触摸这个物品／人的行为使桌子或人具有一种真实感，同样给你的手带来感觉和存在感。"正是接触本身赋予了他者和我的存在，同时也表明了二者的不同。相同的操作既分离又联结。"

花点时间注意你手部感觉发生的变化，并在适当的时候慢慢地、有意识地断开与他者的接触。再次注意你手部的感觉是否有任何差异以及你可能产生的任何其他反应。

（改编自 Robin, 2011:291）

如果你在和另一个人一同完成上述练习，我建议你们互换角色，然后比较一下各自的体验。

产生良好接触的能力使我们能够从背景或者情境中清晰地形成感兴趣的图形。它使我们能够在自我和他人，情感、认知与行为，以及我们早期经验的影响和当下的接触之间产生联系。然而，完形治疗师追求的并不是不断增加接触，而是增加一个人在各种情境中沿着接触连续体灵活移动的能力。

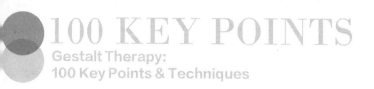

8

当下

弗里茨·皮尔斯经常以他所说的"学究式练习"（a pedantic exercise）开启流程。他会要求他的来访者以"现在"或"当下"来开始每个句子，例如"现在我坐在椅子上""现在我不知道该说什么""当下我感到紧张""当下，我正在回想我与妻子的争吵"。皮尔斯指出，来访者很容易陷入对过去或未来的联想，以逃避当下的经历，他认为过去"只有在它体现未完成的情况时才有意义"（Fritz, 1979:14），陷入对未来的思考也是对当下情况的回避。

为了演示上述过程，我希望能邀请你参加一个类似的"学究式练习"，我希望这个实验展示我们当前的经验在不同模式下不断变化的本质。理想状态下，如果你不能适应独自完成它，你可以与一个搭档完成这个实验，因为人际接触会增强效果。

体验式练习

面对着你的搭档并保持目光接触，请检查你是否具备良好的环境支持：以一种有支撑的方式坐着，放松而有规律地呼吸。与你的搭档多次交替完成下面这三句话："我看到……我感觉到……我想象到……"例如，"我看到你有蓝色的眼睛，我感觉到伤心，我想象到你觉得尴尬了"。你的搭档以同样的方式分享他的体验。注意你是否刻意去复述你准备要讲的话，进而脱离了此地此刻的体验；

注意每个语句的准确性，例如，当你说"我看到"时要核实你所分享的东西是否真实可见，当你说"我感觉到"时，要确认你报告这种感觉的状态。

完形对"当下"的关注印证了皮尔斯对弗洛伊德考古学式治疗方法的批评。皮尔斯称"没有什么比当下更现实的了"（Perls，1947：208）。通过与完形联合创始人的合作，在周围所有人都集中关注过去的时候，他对当下做了精彩的解释。

完形治疗的一个临床错误是将"当下"与其他时间分离（Yontef，2007），这是一个更接近精神疾病，而不是心理健康的分离过程。正如斯图尔（Stoehr，1994）所指出的，当下并非孤立地存在，而是包含了过去、未来、方向和趋势。保罗·古德曼（Paul Goodman，1994）将"当下"更正为"此地，此时，接下来"。我们对当下的感知会有改变和差异。我们需要一个过去的背景作为框架为当下的感知提供一个前提基础，这样才有意义。例如，在寒冬的某一天，我开门去到外面，我此时此刻感觉到的是一种冰冷到极点的空气，但如果没有我打开门之前所经历的温暖的背景体验，这将变得毫无意义。正如生活在水中的鱼不知道自己是湿的！

经验可能源于过去，但正是这些经验塑造了我们现在的生活方式，就像它塑造了我们对未来的希望和恐惧一样。因此，我们专注于即时的体验，并在此过程中专注于来访者如何看待他们当下的处境，而不是试图理解他们为什么会以这种方式看待他们的处境。我们相信，正是通过提高一个人对其在当下经验背景中选择和形成感兴趣的图形的方式的觉知，才能实现其成长——随着来访者与其当下环境的接触质量提高，他们将有机会更新旧的生活方式并与当下环境建立更直接的接触。来访者当前的行为可能反映了一种由于陈旧的创造性调整而导致在更广泛领域出现问题的行为。纠结于在治疗室里坐在哪的来访者可能会在现实生活中难以决定自己的位置；又或者来访者可能会在治疗中感到被审视，这也可能反映了他们过去的经历。从这个意义上说，完形治疗可以被视为来访者日常生活的一个缩影，而这个缩影的一部分是治疗师当下的反应。我们相信场论学家库尔特·勒温所提出的理论，"在特定时间存在的心理场，包含那个人对他的未来和过去的看法"

（Lewin, 1952:53）——就个人而言，在将理论应用于实践时，我会在一定程度上保持谨慎，因此将勒温的断言调整为"可能包含……"。

完形治疗的一部分任务是关注直接觉察，注意那些由于讲述过去发生的事而导致原本直接的联系发生微妙偏离的方式。在治疗关系中，治疗师也需要全面发挥自己的人格影响，并做好充分的准备，以直接的、当下的语言面对当前的人。然而，尽管治疗师需要做好准备去披露来访者给他们带来的影响，但与此相关的当下理论并不是为盲目进行自我表露而设立的借口。任何自我表露都需要有助于治疗关系。

9

创造性调整

　　想象你在一个晴朗的日子里到山上远足，当你漫步在缓坡上时关注着空气的味道和风景。然后当穿越狭窄的山脊时，地形变得更为陡峭和危险。风刮了起来，乌云密布，出现了暴风雨天气。你要提高注意力，并小步行走以应对这些变化。你不再关注空气的味道和风景，而是开始小心关注前方的路，预料阵风的到来并学会如何保持平衡。你可能评估情况过于危险就原路返回了。这种情境会被回顾和重新评估。

　　在上述天气变化的情境下，调整是在相对变化的环境中进行的。虽然我们不是经常爬山，但在生活中我们要对变化的环境不断地做出调整。这些在完形理论中被我们称为创造性调整（creative adjustment），它所表现的是我们在创造新的方式对新情境做出响应时，所采取行动的能动性本质。所有良好的创造性调整都需要接触当下的情境，而不是与过去的情境建立关联。我们获取新的信息并形成新的完形，而不是用一个过时的反应去应对已经变化了的形势。"所有的接触都是人与环境的创造性调整"（PHG，1951：230）。

　　人类拥有非凡的能力去适应不计其数的生活情境。正如我们从婴儿到老年的发展历程，我们会去寻找解决状况的最好方案（Heidegger，1962）。我们的创造力是与生俱来的，而不是去学习如何变得有创造性。我们与环境的关系决定了我们如何使用创造力：鼓励和倡导什么，可以尝试什么，有什么样的限制。从本质上来讲，我们丰富的创造性调整能力和良好的状况改变将取决于我们周围的环境是如何支持过去和此时此刻的。其他取向的疗法会描述症状、失调和疾病，虽然在完形中也会使用这样的术语，但我们认为这些都是针对缺乏支持的场进行的创造性调整。我们总是和环境联系在一起。

我们遇到的每一种情境都会在我们实现需求和环境资源之间提供最可能的优化平衡。情境是我们根据我们给它们的定义来调整的（Thomas & Znaniecki，1999）。当我们遇到新奇的经历时会更新和调整我们的反应，我们的能力会增长。这种增长需要环境条件的支持——水仙花并不生长在海拔3000米处；同样，一个孩子不会在缺乏鼓励和情感的环境中茁壮成长。在这种条件下，孩子会对所欠缺的环境进行创造性补偿。例如，一个缺乏拥抱的孩子可能会靠抱住自己进行自我安慰，缺乏刺激的孩子可能会逃到一个幻想的世界中。孩子的自我调节和环境相关。在创造性调整过程中，自我调节（self-regulation）可能是孩子当时最好的选择，但是，当他们步入一种可获得支持的关系中，同时这种支持又指向另外一种存在方式时，这可能会限制儿童变为成人。新的创造性调整需要对旧的创造性调整进行解构。

当来访者做出这些创造性调整时，问题便随之而来，那就是这些调整在过去很有用，但在当前却丧失了活力，成为一种僵化的存在。它们可能变得过时和习惯化，在应对当前的环境时缺少支持感和选择，被称为固着完形。而当前情境也可能还没有被同化。

创造性调整的过程并不仅仅是一种心理上的活动，创造性调整是以我们的身体为载体的，来访者身上的历史因素将彰显于他们"存在于世"的表面。来访者若过分依赖于环境的支持——可能与心理窒息性的抚养经历有关——可能会让身体陷在沙发里，鼓着眼睛到处看，并认真听治疗师的每句话。来访者过于自我支持可能会像身体穿了铠甲一样，没有在环境中充分呼吸，并且让自己的肌肉保持着一种紧张而呈现自我支撑性姿势。此外，我们也不要忽视，在治疗室中有两段创造性调整的经历。

虽然不同的创造性调整就像绘画中的线条和诗歌的小节一样多，但正如美术和诗歌一样，创造性调整也出现了模式和风格。完形的创始人按照对环境创造性调整中经历的过程识别和确认出不同的取向类别。总的来说，这些过程最初被称为阻抗（PHG，1951），后来一直被完形治疗师进行修订，我们将在第16 ~ 25个关键点中讨论。

10

自我与自我演绎

　　许多心理治疗学派寻求定位自我。一些学派提到真实的自我、核心自我和虚假的自我，20世纪的人本主义心理学将自我实现作为他们的目标（Miller，2011a：16）。这种观念是个体主义的，它认为自我位于每个人内在的某处。完形治疗采取完全不同的观点。在完形中，我们相信自我是在与环境接触（无论是与个人、群体、活动还是事物接触）的过程中被共同创造的。我们通过感觉与世界接触，这种感觉的对象在完形中被称为接触边界（contact boundary）——"我"和"其他"之间的界限。从完形的角度来看，自我正是在这种"之间"中形成的。在不断进步与变化的过程中，在我们趋近各自当下接触边界领域的行动中，我们的自我慢慢浮现。完形的自我观是一个存在的过程，"它就像一条河流，流淌，流逝，但永远存在"（Vasquez-Bandin，2016：21）。

　　我们用"自我演绎"（selfing）这个词准确地描述这一完形中的动态过程。使用动词而不是名词来体现自我与环境接触状态变化的活动过程。我们通过一种固定的创造性调整的方式来进行自我演绎，这种方式从我们的历史中展现出来并回应于我们此刻所处的情境。我们的回应会根据我们遇见的情境不断变化——如果接受这样一种假设，它会使一些固定诊断或分类的方法失去意义。我回想起我的一篇论文（使用到DSM❶诊断）是用一个自恋（narcissistic）的来访者来结尾，这听起来像是一个大胆的陈述："在这段工作中，我知道没有所谓的自恋者。"我的来访者的过

---

❶《精神疾病诊断和统计手册》（第四版）（1994）。

去夹杂了她被客体化了的事件。当使用描述语时，我们要对名词的使用如何在时间和空间上塑造个体保持敏感，但这样做不太符合完形的哲学理念。因此，事实上如果我们持续进行自我演绎，就不会有自恋的存在，有的只是在某些情境和特定时刻下表现出自恋行为的人，在临床情境中也包括治疗师。

自我不能脱离关系而存在，因此我们总是与环境保持联系！自我没有被揭示，也没有在接触中表现出来，这表明自我预先存在，只是后来才出现，"相反，它是接触；它是在接触中创造的"（Robine，2016:213-14）。因此，比起存在，"共同存在"的说法会更加准确，因为我们都依赖于我们与他人的关系来获得自我感觉。有多少种不同的关系状态就有多少种不同的存在方式。

例如，我有一位朋友兼同事，我们不仅会在职业场合中见到，也会在社交场合中见面，我们的关系会在这两种场合中有所不同。本质上我们都仍是同一个人，但不同的情境对我们施加了完全不同的影响。因为没有两种情境是永远相同的，同样我们的关系也是不断变化的。我还想澄清一下"关系"这个词。通常我们说"关系"的时候会想到人，但是我觉得其意义会更广泛一点，包括事物 (things)、利益 (interests)、行动 (actions) 和我们与这些领域不断变化的关系。

我热衷于骑自行车，"我喜欢骑自行车"这句话在大多数情况下都是准确的。然而，当我被困在倾盆大雨中时，我通常不太喜欢或根本不喜欢骑车，当我缺水或者受伤时，我也很难喜欢骑车。有时我与骑车的关系和享受程度也会因环境变化而有所不同。我也可以骑着自行车思考各种各样的事情：来访者、我的妻子、需要修剪的草坪。在那些时候，我可能更多地是作为一个治疗师、一位丈夫或一个"割草机"，而不是在骑车。套用保罗·古德曼（PHG，1951）的话来解释，"如果我从自行车上摔下来，伤了我的臀部，我的自我就存在于我疼痛的臀部之中"。

完形中关于"自我"的不同观点已经得到了表述。欧文和米里亚姆·波尔斯特 1973 年讨论了一个带有"我之边界"（I boundaries）的概念，我将其看作一种运动，它远离了把"自我"看作一个过程而是趋向于一种更加个人主义的观点。这种观点会在《自我群体》（*A Population of Selves*）（Erving，1995）一书中被进一步阐释。

弗里茨·皮尔斯也从完形的自我过程论转向了个体主义的自我观，他的五层模型（Perls，1992a）和"完形祈祷者"（The Gestalt Prayer）（Perls，1992a）就是例子。

这些观点不符合保罗·古德曼（PHG，1951）提出的更广为流传的完形概念，完形中的"自我"是在与真实易变的当下的接触过程中形成的（Wolfert，2000：77）。就像希腊哲学家赫拉克利特（Heraclitus）所说，"你永远不会两次踏入同一条河流""万物终将消逝，唯有变化永存"。一位完形治疗师所能完成的最重要的治疗阶段之一是，当自发行为被扰乱或中断且与来访者的情境不一致时，治疗师能够与自我功能中恢复性的健康自发行为建立合作。

虽然自我的过程模型难以用语言充分描述，但麦勒米斯特（Meulmeester，2017：67）将自我的时间维度总结为："我们只是海洋中的波浪，当我们试图抓住波浪，并将其与不断变化的大海隔离开来的那一刻，我们错过了重点。"

11

自我的结构：本我、自我和人格的概念

在完形理论中，我们的自我意识是一个不断涌现的过程，随着我们的处境而不断变化。正是凭借我们的自我演绎，我们通过组织我们对环境的感知来创造意义。这种在完形中被称为组织或自我功能的过程涉及三种结构：本我（id）、自我（ego）和人格（personality）（PHG，1951）。

本我功能

本我被描述为"溶入了可能性的既定背景"（PHG，1951:378），但这在日常活动中意味着什么？当你关注这本书时，其他可能的图形都在视野之外，同时，那些模糊的图形也漂浮在视野的边缘，这些全都是潜在的兴趣图形。对这些图形来说，需要通过行动把注意力从书上转移到它们之上，它们才能显化并显现其潜在的兴趣。同样，自我（self）是潜在图形的集合，这个集合提供大量且多样的使经验显化的机会，但在一个图形被选中并通过自我和人格功能而显化之前，这些图形仍然处于潜在状态。所以，内省会揭示小部分关于本我的信息并通过行为体现。本我功能常见于放松状态，以及接触体验的开始和结束时。人格功能会激发接触，这是我们进入一间房间时所产生的情境感，或是在我们知道房间有人之前与那人产生共鸣（Francesetti，2012）。

自我功能

本我功能是一个潜在图形的集合，而自我功能是放弃和确认可能性。自我功能是一种选择和拒绝的功能。限制某种兴趣是为了集中注意力于最强的兴趣，导致兴趣图形的激活和其他可能存在潜在兴趣的图形的淡出，这些淡出的图形会回到我们的背景中，作为未来潜在的兴趣图形而存在。我们需要在此提醒自己，在完形理论中，在某一时刻只有一种图形可以随时从我们的经验背景中显现。

自我是谨慎、警惕的，并且将其自身意识为独立于情境的。因此，它是内省过程的核心——我们会意识到自己在一个不与他人他事直接接触的隔绝时刻。正是通过自我功能，你能在读这本书时意识到你自己。然而，虽然自我功能"考虑了自我（self）/他人的当下过程，但它不提供连续意义上的自我"（Philippson，2009：66）。

自我功能在不断选择过程中的谨慎和深思熟虑是完形治疗的关键。通过自我功能，我们可以知道我们是谁，但是与这种意识关联的可能是一个过时的情境，而不是目前的情境。

让我通过正在读这本书的某人来阐述一下这个过程。这个"某人"在他成长过程中从未读过任何书籍，也没有被鼓励去阅读。在成长过程中他一再被告知他是愚笨的，这些强行灌输的信息后来一再地被老师和同学强化。他很早就辍学了，找了一份不体面的工作，并相信他过去所获得的信息。他在出现危机后寻求治疗，找到了一名心理治疗师，她能够意识到这是一种不认可自己智力的行为。这位治疗师建议他读些该理论入门的书籍，他就找到了这本。他随手翻到了这一页，看了标题便合上书，因为他相信自己没有能力去理解这本书。他在过去信息中形成的自我概念（self-concept）阻碍了任何更新。

发挥自我功能是处理这些未竟之事的核心工作。许多完形的经典实验，包括空椅技术，都是通过加强意识以达到解决这种当下冲突的目的。

人格功能

人格功能会形成关于"我们在这个世界上到底是谁"的态度和信念的框架，并且它是自主形成的，不仅对人有引导作用，还提供学习的可能。这是自我（self）

在这一过程中的形态，并在之后融入我们回应世界的方式中。回答的是我在当下的社会和历史背景下，在文化和家庭中"是谁"的问题。同样，也是我们在这个社会群体、这个社区、这个世界中"是谁"的问题。人格功能会随着时间而建立，并且比其他功能更加根深蒂固，但是它仍然在不断变化——尽管在这种情况中我们称之为病理学的变化受到抵制或限制。

我们的读者遇到这样一种情况，即有一个可以更新关于"他是谁"这一态度和信念的机会，但由于他的信念特别根深蒂固，他选择合上这本书，或者拒绝这个机会并仍然认为自己缺乏才智。人格功能被视为具有责任感的结构，这个结构会决定采取何种行动。

我已经分别概述了自我（self）的不同结构，但在正常联系中，这些功能之间是无缝流动的。希迪亚克（Chidiac，2017）用海洋做了一个类比，我对此略作修改（表 11.1）。她描述了构成整个海洋的不同元素，这些元素或多或少都是流体。

表 11.1　自我的结构 —— 本我、自我和人格的概念

自我（如波浪）	在表面之上，是可见的，包括我们所说的、我们所做的——由此产生的行动。
本我（如深海）	更隐蔽的，受洋流的影响。
人格（如海床）	沉积的，但随着时间的推移会慢慢变化。如文化与叙事。

另外，读者可能感兴趣的是，许多被引入完形学派的弗洛伊德的术语，包括"自我"和"本我"，都是由英国精神分析学家约翰·斯特拉奇（John Strachey）从德语翻译过来的，他认为将这些术语译成拉丁语可以使其听起来更科学。显然，弗洛伊德本人喜欢直截了当的语言（Kermode，1983）。

12

整体论

劳拉和弗里茨·皮尔斯受到与他们会面的许多伟大思想家的影响，这些思想家在到达纽约时为完形疗法的诞生做出了重大贡献。在这些有影响力的人物中，有整体心理学家库尔特·戈德斯坦和《整体论与进化论》的作者——南非总理扬·史末资（Mann，2014）。皮尔斯夫妇已经熟悉了完形心理学家的工作。这些影响塑造了完形疗法世界观的整体结构。完形治疗的基础是"整体决定部分"的整体论，这与之前"整体只是其元素的总和"的假设形成鲜明对比（PHG，1951：19）。这种信念与西方社会盛行的笛卡尔式的身心分离论背道而驰。

整体论（holism）没有把思想从身体中分离，也没有说经验有内部、外部之分，抑或是把个体看作是与环境分离的。整体论，有时候拼写为整体主义（wholism），这个词表明把世界视为一个完整且相互关联的整体。整体论哲学与完形很好地结合在一起，因为两者都将整体看作一种不断变化的状态，并不断发展和演变，而不是静态的实体。"宇宙的演变，也不过是整体活动逐渐发展的记录"（Smuts，1926：326）。

一句著名的完形格言来源于完形整体论与完形方法的整合："整体总是不同于且大于各部分之和。"这句常常被误解的格言是指作为完整有机体的人类的统一，指人和环境整体的统一。因此，完形治疗不同于其他许多方法之处在于，它不把心理上的重大事件独立于个体及整体环境。像完形这样的真正的整体取向，不会在其方法中排除任何相关的维度，不管其首次出现时看起来多么不相关。

我们来思考一下这句话——"整体大于部分之和"。想想你的家人和朋友、过去和现在，通过支持的角度看一下这些关系。有一些人会支持你，有些则不会，所有的这些都会随情境而变。我们可以开始用数学计算和比率来区分这些关系，加减取决于你感觉到的支持水平或不支持水平，结果用"支持率"表示。如果我们这样做，就会错失这些互相交织的关系，它们会保持独立的线程。我们需要站在后面去看这些线程在不同时间是如何相互关联的，以便开始鉴别我们精密且具有流动性的支持网络，包括我们是如何被支持的。

此外，坚持"整体大于部分之和"这一真理，并不能说明所有，不能说明整体功能，也不能说明整体功能的故事。我们需要一种结构和秩序，或对结构和秩序的感知。在上面的例子中，我们可以评估谁可以提供不同类型的支持。举一个更具体的例子，一堵墙是由地基、砖块和砂浆组成的。一堆砖、一堆灰浆和一条沟渠会构成大于其各部分之和的东西，但它不会起到墙的作用。

完形治疗师采用整体观点，包括心智和身体的生理性统一，以及个体所处情境连同施加其上的所有影响。我们关注整体论的那些可观察的表现形式，即来访者的动作和手势、他们如何发声和如何呼吸、他们如何占据空间、他们如何将自己安置在治疗室之中，这些可能是他们如何将自己安置在这个世界中的一个缩影。

完形的创立者旨在通过一种整体论的方法来反对将心智和身体人为割裂开的取向，这一整体论的方法致力于将那些被错误割裂开的个体与其情境整合起来。

……人们被分割成片段，分析这些片段以及把它们分割成更多片段是没有用的。在完形治疗中，我们想要做的是将自我中所有分散无关的部分整合起来并让他重新成为一个整体。

（F. Perls，1973:181）

体验式练习

当你阅读"以身体为中心的整体心理治疗"时，请注意你的即时反应。现在问自己以下问题：我是否将身心分离？我涵括着我的精神吗？我是否将身体视为我处境的延伸？

13

个体主义和场范式

　　我们每个人都是透过独特的镜头来感知世界。我们从过往生活经历、生存环境中形成的态度和信念复合体共同决定着我们透过什么样的镜头来感知世界。这个故事不是凭空产生的，而是在一个特定的世界观的基础上形成的，在你的故事背后还有一个错综复杂的故事。我们赖以感知世界的基础，以及观察和感知世界的视角，将决定我们的身体与外界接触的方式以及世界与我们的联系方式。在西方，我们立足于个体主义的文化基础之上，这将塑造我们的世界观，但也决定了我们的文化盲点。例如，从个体主义范式（individualistic paradigm）来看待我们的世界，我们可能不会充分考虑世界对我们的影响程度，而是将产生联系的过程视为一条单行道。从完形场的角度来看，我们永远无法独立于我们所传承的思维。"我们不只是有一种文化传统或者基于此的范式假设；相反，我们依存(inhabit)于这些事物而它们也依存于我们"（Wheeler，2000：16）。

　　从文化角度来说，我们生活和呼吸在一个以分离和割裂为特征的世界里。

　　保罗·古德曼（PHG，1951）讨论了他所谓的"错误二分法"。男人与女人相分离，思想与身体相分离，人类与自然界相分离，艺术与科学相分离，自我的灵魂或自我与更大的集体或精神整体相分离。完形的世界观基于一种场范式，在这种场范式中，"有机体与环境相互作用构成心理状态，有机体和环境不是分开的"（PHG，1951：ⅩⅩⅶ）。环境和个体（有机体）是同一整体中相互依赖的部分。从场的视角来看，个体行为（行动、思考、愿望、奋斗、评价等）被看作个人／环境情境的功能，而不是用一种与情境相分离的方式来解释个人行为的发生，例如人的"个体"病理学。来访者可能会把她自己看作一位"抑郁症患者"或"焦虑症患者",但是在完形中她被看作是整个动态情境中的一部分,而包括来访者在内的情境可能具有抑郁或焦虑的属性,但它总是处于变化状态。

作为完形中的一种关系疗法,我们必须牢记,所有的努力都是关系性的和自我组织的,这将引导我们观察他人是如何体验我们的反应的。如果不这样做,我们就会脱离关系心理学而陷入个体主义心理学(Lichtenberg,2012)。

当我们在完形中讨论"整体"的时候,并不是指各部分的线性相加。整体是各部分相互作用的特定模式,并与这些部分相联系。如果我们把与整体关联的一部分移除,那么这个部分和整个场将改变。要充分掌握一个过程的动态性,我们需要理解或者至少是能够尽可能开放地理解场中所有条件的影响。在完形治疗时与来访者的合作中,这意味着要考虑大范围的可能影响,这些影响可能超越任何当前"症状"。在个人情境中无论多么平凡的事情或者在首次出现时并不相关的事情都有可能深刻地影响一个人的情境(Parlett,1991)。

如果我们采取个体主义范式的立场,我们会认为一个人的疾病、失调或者心理障碍是孤立的、与情境分离的问题。因此,在我们的个体主义文化中,我们习惯性地受到支持并期望在为改变设计意图时只考虑自我支持(Wheeler & Axelsson,2015)。其中一个例子就是,当前的治疗只设立了单一目标,即建立个人的复原力。"那是你的问题",也许是这一世界观的基础。如果我们在场范式的立场上来看就会完全不一样,这个人因为其情境受到折磨。不仅如此,他的情境也在遭受煎熬。

14

接触边界

正如我们所看到的，自我形成与我们的环境有关，这种相互作用发生在我们与环境接触和分离的地方——接触边界（contact boundary）。

接触边界可以看作我们的皮肤和感觉。然而，如果我们局限于这样一个定义，就会忽略那些相对难以界定的接触方式，比如直觉、感应和精神接触。我们也会面临这样一种风险，就是给人留下这样一种印象，似乎当完形形成时，进行接触的过程总是由我们发起的，而对于世界的感知源自整个情境——包括个人和环境（PHG，1951）。在这个接触和分离的过程中，接触边界会创造性地调整我们与环境的关系，自我也是在这个过程中形成的。

> 当然，自我不会创造它本身，而是在个体／环境的边界，与我们每个人在接触边界所体验的所有偏见、假设、物理限制、能力和个人生活经验共同出现。
>
> （Bloom，2015：12）

"边界"一词可能引发错误的意象，因为我指的不是一个固定的点，而是一个（良性的）流动的、不断变化的地方，在这里我们和我们的情境彼此相遇。一些图例，如第 15 个关键点中所示，可能不经意地给人留下这样一种印象，即在内部和外部体验间有一个分界线——这是地图的性质。我认为有一个很好的接触边界流动性的例子，这个例子是由莱特纳（Latner）在 1985 年提出的，他将其描述为一个"事件"而非一件"东西"，他把我们和环境的关系比喻成沙子和海岸。"我们不能说海岸线属于沙地或海洋，它是由两者的相遇而形成的"（Latner，1985）。

为了说明你在与他人的关系中用来塑造自己的不同方法，以及此时你的接触边界对他人的渗透性或不可渗透性，我提供了这个体验式练习：

体验式练习

闭上眼睛，平稳地呼吸，让你的肌肉放松。现在，想象四个你熟悉的人在他们熟悉的环境中：例如，你的母亲在家里，你的经理在办公室，你在和你的朋友一起喝咖啡。注意在这些熟悉的环境中，你与想象中的每一个人的关系如何。花点时间真正融入其中。一旦你融入了这些情景并了解了你的反应，我想让你"洗牌"。例如，想象你的经理在你母亲的家中，你的朋友在办公室。现在注意你与这个新组合的关系，你意识到了身体的反应吗？你的呼吸有什么变化吗？肌肉紧张吗？浮现出了什么想法？你最初的反应是什么，以及在接触边界处的自我形成过程中，它有什么改变吗？

为了健康运转，我们的接触边界需要足够的滋养和亲密度，并且自主维持，抵御有害的环境。因此，健康运转不是被孤立地定义为具有渗透性的还是不可渗透的，而是我们是否有能力沿着一个可渗透－不可渗透的连续体活动，这一活动与目前的情境有关。这个连续体的一端是完全交融在一起的，也就是完形中所称的"融合"（confluence），而在另一个极端，孤立的标志是一副抵抗任何事物进入的盔甲。这些可能是觉察连续体上两种极端的例子，不同的程度可能被表征为开放性程度或赞同倾向，这展现了一种较为渗透性的接触边界；但如果存在戒备、防御和对抗，则展现了较僵化的接触边界。无论内在健康与否，自我和其他事物之间接触的潮起潮落，总是在两者的关系中被共同创造的，在这里意义被创造，注意的图形在与其背景的关系中变得更深邃和清晰。我们称这个地方为接触边界。

15

体验的完形循环

在完形疗法创立之前，弗里茨·皮尔斯在《自我，饥饿和攻击性》一书中提出了有机体和环境相互依赖的循环概念，在其中，他概述了一个覆盖了有机体与环境接触的六阶段的体验地图（Perls, 1947 : 44）。基于皮尔斯的建构，PHG（1951）将历经四个阶段的接触过程概念化。这个过程的四个阶段形成了一个体验单元，这个单元被称为一个完形。这一顺序过程演示了图形和背景如何在接触体验中进行动态切换。为了解释这一过程，让我们看一下下面这个个体回应进食需求的例子。

前接触：个体表现为用兴奋或活力去响应饥饿感，这些感觉从其他身体和环境背景因素中脱颖而出。

接触：通过接触环境、动身寻找食物和探索可能性激发了个体的回应后，被渴求的食物现在变成了图形，最初的感觉会退回到背景中去。为了满足这个图形构成的需求，个体需要疏离其他可能存在的选择。这可能意味着要疏离与之相竞争的需求，比如情感／接触需求。正在形成的需求会在之后被细化，例如，个体需要选择是吃一些甜的食物还是开胃的食物，进而使这个图形更加精细。

最终接触：与食物的接触被精细地描绘为个体咬下并品尝食物。其余的环境和身体部分此刻已逐渐退回背景中。在一段短暂的时间内，对这个个体来说，食物味道的精细图形是唯一存在的完形。

后接触：个体在用餐和消化后感到满意。这种持续的食物消化会继续在背景中进行——除非他／她吃得太快导致消化不良！之前引起关注的图形现在已经消退到背景中，并为新完形的出现留出空间。

为了充分领会现象的周期性本质，我们需要领会并体验完形之间的空隙。在上述地图中，这种空隙可能出现在后接触阶段的空间。矛盾的是，当我们让自己进入这个空虚的空隙中时，满足感就会出现。因此，这个空间被称为无为虚空（fertile void）。

自从皮尔斯（Perls，1947）和PHG（1951）第一次使用一个接触循环描述了他们的想法，用于描述完形阶段的各种阶段图和图示就被建构出来。被广泛借鉴的两种结构是"觉察－兴奋－接触循环"（Zinker，1977：97）以及"完形形成和消退循环"（Clarkson，2013：35）。

在下表15.1中，我给了两个不同的体验案例，并且用上文提到的完形循环阶段对它们进行了描述。一个例子是口渴的需求得到了满足，另一个是悲伤过程的概念化。

表15.1和图15.1、图15.2中的例子给人留下这样一种印象，即一种体验的循环描述的是生理需求（口渴）或是心理过程（丧亲之痛）的满足。从完形的角度来看，身体和心理是不可分割的。如果我口渴就会产生心理反应，如果我感到悲伤就会出现生理反应。不完整的周期中有完整的周期，这在我们生活中较长的完形周期里最为明显。例如，在悲伤的过程中会有一定的解决方法。在我父亲去世以后，我的母亲在丧亲过程的整体完形循环中完成了其中一个完形循环——她在挣扎之后扔掉了父亲的衣服。在52年的婚姻之后，她有许多类似这样的悲伤任务（完形循环）要完成。

完形循环使用这样的导图来延续和提倡个人主义的观点在一定程度上受到批评，它没有充分考虑到环境情境给人所带来的影响，因为人是环境情境的一部分。这种循环开始于一种冲动或者个人驱力，这意味着首先出现的是主体，其次是环境，最后是两者之间的互动。这暗示了个体优先于情境（Wollants，2008），正如惠勒（Wheeler，2003：165）所描述的循环模型，"这似乎通常暗示着寻找人类行为的驱动力的唯一重要之处基本在于人的'内部'"。

表 15.1 完形循环的案例

	口渴	丧亲
感觉	口腔 / 喉咙干燥	麻木和震惊的反应
觉察	感觉得到解读，对水的需求进入意识	巨大的失去感，表面出现了相关的情绪反应
运用	人们去满足需求，例如开始让自己向水龙头移动	对失去出现了接触性情绪，比如伤心 / 流泪
行动	走到水龙头处，打开它，把玻璃杯接满，把水送到嘴里	情绪有了表达，例如眼睛刺痛、呼吸加深、嘴唇微颤
最终接触	把杯子里的水喝完了	情绪表达充分，哭喊，感受到失去的痛楚
满足	解渴	机体感受到与情绪相关联的反应，例如安慰、无助
消退	离开这个活动，需求被满足	机体情绪消退
无为虚空	为进一步的需求腾出空间	把空间留给下一个悲伤的过程

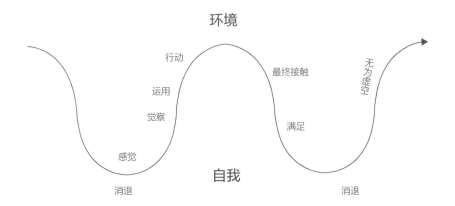

图 15.1 觉察－兴奋－接触循环

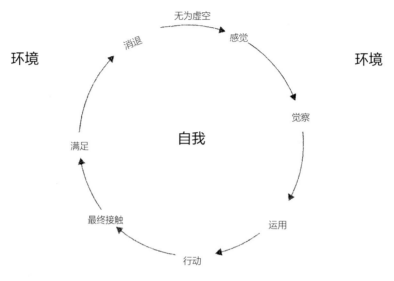

图 15.2 完形形成和消退循环

在完形治疗中使用任何导图或者结构时，我们都要适度把握。这些导图和结构通常是回溯性地把体验概念化的有效途径，但它们只是导图而不是真正的领地。任何结构都无法传达所有施加于情境的影响。

在结束这个关键点之前，我想邀请读者思考文化背景是如何通过完形循环来影响人们的心路历程的。我生活在英国，是一个白人男性，来自信仰天主教的工人阶级家庭，我有着强烈的职业道德规范。我体验着文化中的压力去完成一个又一个任务。因此，我可以快速到达满足和消退阶段，并努力给自己留下"无为虚空"的空间。以我的经验来看，这是一个来自我的文化背景的通用模式。

16

接触的阻抗、中断与缓和

正如我在讨论健康关系中的创造性调整时所表述的那样，我们永远在适应我们所面对的不断变化的情况，无论是环境还是人际关系。皮尔斯（Perls, 1947）和PHG（1951）定义和阐述了减少或调整与环境接触的方式。另外，波尔斯特等（Polster & Polster, 1973）、津克尔（Zinker, 1977）和克拉克森（Clarkson, 1989）也对此进行了叙述。发生在接触边界的这些过程最早被皮尔斯和PHG称为阻抗，随后拥有了一系列其他称谓，包括阻抗（resistances）、调节（moderations）、调整（modifications）、中断（interruptions）和干扰（disturbances）。它会导致新来者对于完形的困惑。本质上讲，最初我们根据环境情况进行的创造性调整是在当时能使用的最好的方式。虽然这些术语可能带有负面的含义，但它们既不是完全积极的，也不是完全消极的，而是需要在个人当前所处情境的背景下加以看待。我们还需要注意，这些过程不是孤立的，它们相互关联。一种我们接触环境方式的调整会影响其他所有接触方式的调整，同时环境也会针对我们做出调整。例如，如果我用一种充满敌意的方式与他人说话，这就会影响到他们对待我的方式。

大多数完形治疗师会描述七个相互联系的阶段，我们利用这七个阶段调整与环境接触的程度。这种调节的过程与我们感知环境的方式有关，常常无法被觉察到，但是会有意识地表现出来。我在这里使用"调整"（calibration）这个词是为了说明与环境的调节接触有不同的等级。接触不是一个非黑即白的过程，它有着许多灰色的阴影。因此，在概述了每一种接触调节之后，我将把它与它的两极和中间地带联系起来。

我会用以下五个关键点来讨论完形创始者曾详尽讨论过的接触调节，我把它看作我们与环境调和的核心创造性调整风格。在讨论过程中，我将内摄（introjection）分为两种不同的形式。我将使用引述的方式简单介绍以下关键点：

> 你可能会在内心体会到一些本属于外部的东西，这就是内摄。或者你体验到一些外部的东西，它又属于你的机体，这就是投射（projection）。又或者，你可能会体验到机体和环境之间没有界限，这是融合（confluence）。或者你可能会遇到一个缺乏流动变化的固定边界，这就是回射（retroflection）。
>
> （From & Muller,1977:83）

我把上述接触调节描述为核心的创造性调整，但并不希望削弱第 22、23 和 24 个关键点所概述的其他三种创造性调整的重要性。它们都有良好的作用，但同时也会成为僵化有害的方式——这一切都取决于情境。我们也需要注意，每一种接触调节都代表了"非接触－接触"连续体中的一个位置，每一种调节都可以在不同时期进行不同程度的使用。

17

内摄过程

内摄过程可以用简单的语言来描述，即吸纳来自环境的所有信息，这源于皮尔斯对牙齿攻击性发展的兴趣（MacKewn & Clarkson，2012）。皮尔斯认为，当婴儿开始长牙时，仔细考虑吃什么的可能性增加，婴儿可以在选择吞咽或者拒绝之前咀嚼食物。然而，环境需要支持这种日益增长的分化能力，如果看护人强行喂食，这个选择过程可能被抑制，婴儿可能会接受看护人提供的任何东西而不加区分。这个过程并不仅限于身体所需的营养，我们所获信息的详细程度反映了我们是如何存在于世界中的。

在内摄过程中，个体不加质疑地将来自环境的态度、品性和存在方式照单全收，建构了内化的关于应该、应当和近乎绝对的行为守则。它们可能来自我们认识的人说过的话（例如"大男孩不哭""好女孩不生气"），或者像场内摄一样通过一个类似于渗透的过程（见第 18 个关键点）来完成。人们通常脱离意识对内摄材料进行回应，遵守这些内化规则会感到一种强烈的压力，如果违背这些规则的话可能会感到焦虑，因为这就像置身于一片陌生的领域。作为完形治疗师，我们工作的一部分是在治疗关系中建立场，创造一个让来访者感到有关系支持的环境，去挑战和质疑他们一直信奉但可能已经过时的信念。在工作中，要记住这个过程在最初是用来确保安全或接纳的发展策略，这是当时对环境进行创造性调整的最佳方式。当来访者的创造性出现在我们面前时，这是一种可能受到限制的能量，但也是一种展示出个体创造性潜能的能量。

内摄本身既不是消极的，也不是积极的。尽管广泛而言，在完形疗法和其他心理疗法中，人们常用贬义术语来描述它（Polster，1993）。内摄是学习过程的一部分，我们可能需要重新思考我们都学到了什么，但首先我们需要学习，它可能意味着初期在同化信息前我们需要"吞咽"全部信息。当某人初次学习在过马路前要兼顾两边的道路情况时，他是否摄入了这些信息并不重要！内摄反映了幼儿结构需要的支持性反应，这有助于孩子完成组织经验的艰巨任务（McConville,2013）。内摄让我们内化重要的社会规则，并在不同的社会系统中发挥功能。但是过度拒绝和不断内摄一样会带来问题。

体验式练习

时光倒流，回想你的童年，根据你的信念在以下方面做一些关于"我"的陈述。看看你是否可以做出一些绝对化的陈述，例如"我应该""我必须""我愿意""我不愿意"等。思考一下你得到了哪些与以下陈述相关的信息：

- 诚实；
- 你的身体；
- 性；
- 宗教；
- 你在这个世界上应该是什么样的。

现在，最好与另一个人一起思考这些信念中有多少仍然适合你，以及在某些情况下，某些明显的"负面"信念是否可能仍是有用的。

内摄过程经常发生在意识之外，对应着刻板印象。广告和营销业可以看作基于内摄的行业的例子——男孩应该穿蓝色，女孩应该穿粉色；男人应该是强壮的，女人应该是被动的；男人应该喝啤酒，女人应该化妆；男人和女人都应该有完美的身材。刚刚重读了这一段，我意识到社会内摄在我的写作中发挥着作用。我下意识地在给出的示例中将男性置于女性之前，我现在正在抵制修正这个"完美"内摄的诱惑！

18

场内摄

一些内摄很脆弱，另一些内摄则是人们有关他们该如何生活、他们的自身价值，以及他们在世界存在方式的基本信念。区分作为图形的内摄过程和作为基础的内摄过程是有用的。遵循连贯主题的显性内摄，例如父母的教育，是作为图形的内摄的例子（McConville，2013）。父母可能会告诉孩子，他们可以成为任何他们想成为的人，追随自己的梦想；或者采取一种限制性的方式，传达孩子的愿望"要为他人着想"的想法。二者都是图形内摄过程的例子。

场内摄❶（ground introjects）是从环境中吸收的意思，它们存在于我们行走的地面、我们呼吸的空气当中。它们的存在方式是内隐的，广义上来说是文化性的，以一种超出认知和语言的方式塑造了我们对世界的体验。这种内摄实际上会根据环境塑造我们的身体。例如，一个在不可预知的暴力环境中长大的孩子可能会像成人一样微微低着头，或有警惕的眼神。内摄的过程可以使我们产生羞耻反应，因为大部分体验是一种超越语言的感觉。同样，这很容易夸大内摄作为场的消极可能性，但也就像图形内摄一样，这些场内摄可以传达机会和价值。

毫无疑问，许多问题都植根于一个人对于人们需要如何存在于这个世界的信念。人们继续以这种既定的方式过自己的生活，这已经成为他们的自我限定，并且可以为下一代重新规划。一种内摄可以支持整个调节系统，或者反过来，整个调节系统可以为保护一种被内摄了的信念而被建构。习惯于内摄的人们缺少自我感知，结果

---

❶ 一些完形治疗师使用弗洛伊德的术语"核心信念"（core beliefs）来定义场内摄（Joyce & Sills，2018）。我认为麦康维尔（McConville，2013）定义的"场内摄"这个词更符合完形理论。

就是经常探寻他们"应该"是怎样的以及他们"应该"正在做什么。接下来我会给出一个例子，看看被内摄的信念系统是如何互相支持的。

案例

苏珊习惯性地试图在治疗过程中照顾我，并且当她触及某种情绪，她会反复确认我是否还好。她在按她想象中我对她的期待行事。我们发现她的行为形成于对早期内摄的回应："不要做你自己，而要做我所期待的你。"这种信念被另一种强大的内摄支持，这种内摄来自让她相信她是不被人爱的童年早期。她是母亲意外怀孕的结果，从小不受欢迎，母亲曾告诉她并不想生下她。因此，苏珊相信她需要去适应以获得一定程度的爱与接纳，这样她就可以安心一些。为了按照这些信念生活，苏珊进行了创造性调整，将自己的一部分分离开来，不再拥有这些部分。因此，她从没有作为真正的自己而被爱过。通过质疑她的图形内摄，比如"不要生气"和"不要引起麻烦"，她发现质疑是被允许的，改变也是有可能的。随着时间的推移，她的场内摄开始发生变化，第一个迹象是她开始与我争论，而不再担心我会拒绝或抛弃她。

在使用内摄时，建立稳固的治疗关系是非常重要的。并且在我看来，如果没有这个基础，无论是图形内摄还是场内摄都难以进行。这些信念多年来被吸收并持续存在，因此来访者难以在几次会话中简单地吐露出来。如果我们回到对完形产生影响的早期因素来看，弗洛伊德的发现与内摄相一致，即人类无法接受挑战我们核心信念的信息或事件。我们能够运用创造性选择的能力，根据核心信念对信息进行同化、歪曲、遗忘或者是拒绝。如果在一种牢固的关系背景被建立之前过早地挑战这些信念，这些信念可能会得到更有力的保护。

19

回射

在回射中，接触边界通过防御过程来增加其强度，就像个体通过一套铠甲保护自己免受环境的影响，在保护自己的过程中使自己的身体不与外界接触。虽然铠甲将外界环境分割开来，但它意味着冲动向内转向了个体对反应的体验而不是被表达。个人与当下环境的接触被阻隔。

回射的一种形式是把刺激推回给自己，存在主义小说家弗朗茨·卡夫卡（Franz Kafka,2005）在他的短篇小说《狗的调查》（*Investigations of a Dog*）中捕捉到了这一过程，"用你的尾巴鞭策自己……你做到了——你做得如此之好，就像你能够毫不费力地就做到一样"。个体把自己分成采取行为的部分和承受行为的部分。通过这种方式，个体就用自己替代了环境。这种分割经常表现在语言的使用中，并可以通过可观察到的身体变化来减少与环境接触，例如表浅呼吸、肌肉防卫、活动受限和皮肤苍白。我曾遇到过许多来访者，他们已经给出了关于遭受他人虐待的陈述，当被问及他们是否对此感到愤怒时，我得到了这样一种回答——"我很生气……生自己的气"，这种在回射中表现出的显然是采取行动的部分，"我很生气……"作用于承受行为的那部分自我。但是，有一种极端的回射会导致自己受伤（弗里茨·皮尔斯将自杀描述为回射杀人）。相应地，回射也可以通过积极的方式进行自我鼓励——让自己去健身房或者投入积极的自我对话来鼓励自己。

回射的第二种形式是按照获得环境中所需事物的方式行动，有时被称为外转（proflection）。这一过程可以在一个人进入梦乡或自我安抚的过程中有所体现，自慰可以通过这一视角看待。将环境中缺乏或无法得到的东西提供给自己的这一过程是对缺失事物的健康替代，如果这一过程被带到觉察层面，就可以给来访者提供他们可能需要的信息。然而，如果它成为一种习惯性的方式而不能被更新，在极端的例子中，这样固着的完形可能会形成一部分性格问题的基础，尤其是与亲密关系有关的问题——身着铠甲，很难亲密！

我们是在大规模的、外显的行为中对环境产生影响，在这个过程中，我们冒着极大的压抑自己的风险，并有可能通过回射过程受到自我惩罚（PHG, 1951）。这种自我惩罚的过程可能导致蒙羞、内疚或羞耻，尤其是如果该过程得到内隐的场内摄的支持。如果情绪或智力表达反复遭到负面回应，我们就学会了停止充分表达自己。在治疗室中的当下，身体和智力表达被抑制，因为内摄信息的反馈支持了回射行为。肌肉被调动但维持着一种张力的平衡，这种张力的平衡存在于肌肉运动与对运动的反作用力之间——回射活动需要能量。如果这种张力持久保持，可能会导致由慢性疼痛和肌群的互相推拉引发的关节问题。这可能会以一种细微的方式表现出来，比如下颚紧绷。治疗师需要注意这些紧张状态在治疗过程中何时出现。已经发展出习惯性回射模式的人倾向于限制他们对空间的使用，并且缺乏行动自由。

下面是一位女性来访者与我对话的示例，用以说明一种可以通过内摄来支持回射过程的方式。来访者的丈夫最近因为另一个女人离开了她，于是她来寻求治疗。

来访者：（讲述了她的关系）他告诉我他从来没有爱过我……（来访者两颊开始发红，双手开始紧握）而且我从来都不是一位好母亲。（开始用指甲戳自己的手）

治疗师：你此刻的体会是什么？（我开始将重点转移到当下以增强接触并应对可能的偏转）

来访者：（说话音量增加）我对自己没有成为一个更好的母亲感到生气。（来访者的回射分裂在她的语言中变得很明显）

治疗师：听起来很熟悉。如果你不生自己的气，你会生谁的气？（我试图促成一些反思性的情绪表达）

来访者：不知怎么，有时我会想到我妈妈……但我不能生我妈妈的气，她已经尽可能做到了最好。（支持来访者回射过程的内摄被语言化）

在上面这个案例中，我们可以看到内摄信念是如何将来访者的回射行为转化为对自己的愤怒的。在这样自责的例子中，回射行为通常是由内摄信念支撑的。然而，失败的回射将导致场限制的完全匮乏，从而引发反社会行为、无政府状态、享乐主义和自恋狂。如果我们没有能力阻止冲动，我们的社会就会瓦解。

在不健康、与情境不一致的回摄中，治疗的任务是让来访者在对话关系中具有产生感兴趣的兴奋的能力。在这个过程中，转向内在的回摄能量与世界接触，个人就能够和他们的世界对抗。

20

投射

你在电影院里看电影的时候，电影画面并不是发生于屏幕上，而是通过你身后的投影机投射到屏幕上的。在心理学上对投射过程的描述是将一种态度、特质或者品质赋予另一个个体、群体、国家或者物体，但这个过程不是由投影机去完成的。在之前的关键点中，我描述了一个来访者自我分裂过程中的一个特定表现。在投射中，分裂也会发生，但这一次是投向环境的"屏幕"上。简单来说，投射是从其他人那里看到了自己的存在。

┌─ **体验式练习** ─┐

与他人一起完成这个练习会更有效果，但是一个人也可以完成。拿出一张纸，在纸的上部写出一个你欣赏的角色，可以是小说中的人物或者真实人物的名字。现在列出来他们所拥有的让你欣赏的品质。面对你的搭档（或者可能是一面镜子），尽可能地保持目光接触，注意你的呼吸。我现在请你大声地分享你所列出来的品质，但你不能以他们作为人称代词，你要直接以"我是……"这种形式进行描述。缓慢而坚定地陈述，注意你想将这些特质放在自己身上的渴望。你的搭档可能会针对是否在你身上看到了这些品质给你提供反馈。

当个体的某个方面不符合他们的自我概念时，投射就会发生。我们可以在来访者身上看到这样的例子，比如来访者会认为治疗师很聪明，却不承认自己的聪明才智。另外，人们可能将被否认的阴影品质，比如仇恨、恐怖或邪恶的能力归因于群体，这种否认的风格会导致各种形式的偏见和种族主义。

有时讨论投射的概念会让人感到困惑，原因是"投射"也被用来描述以下情况：

● 想象不存在事物的能力——预测未来，发挥创造力。艺术家将他的视野投射在画布上；诗人在诗中投射心上人。

● 将历史人物投射到治疗师身上的过程。例如，将母亲或父亲投射到治疗师身上，这种投射形式通常被称为移情（transference）。

在治疗过程的互动中，来访者会把他们的需求或者期望投射到治疗师身上，然后对他们的投射进行反应。例如，一个来访者有对爱和关怀的需求，但是在内摄的过程中她看不到自己的渴求。她把自己的需求投射到治疗师身上并关注着她。

在我们继续介绍之前，先回到电影院和投影到屏幕上的图像。尽管图像可能存在于你身后投影机的胶卷中（虽然不同于你所看到的形式），但这需要一整套"场条件"（field condition）才能出现在屏幕上。需要有屏幕，并且它得是光滑洁白的，这样才能够反射光。电影院得是黑暗的，图像的清晰度也取决于你的兴趣和认同水平。回到之前的话题，我想说的是来访者并不是简单地把一些事情抛给治疗师，任何时刻在一种情境中都是多种因素在起作用。就像其他的创造性调整一样，我们需要把投射看作一种共同创造的现象，认识到这种调节不是隔绝于其他调节因素发生的，所有的调节功能都是相关联的。

从投射的角度讲，治疗的动态过程中可能出现的一个问题是，它可以建立一个关于真相的等级结构，其中治疗师对现实拥有最终解释权（Jacobs，2017）。对来访者的态度采取什么反应？如果来访者不同意，他们是否在否认？"投射概念在临床上的最大问题是它经常导致对话停止"（Jacobs，2012：65）。而另一个问题是，"投射"一词被太过广泛地使用，以致它不能充分描述一个特定的过程。

投射的特点是距离。这可能与我们的身体有关，并且在所使用的语言中，身体被认为是体验的对象，而不是主体的一部分（Kepner, 1987）。例如，有些人被要求描述他们的身体感受，他们回应"肩膀紧张""肌肉疼痛"。这里的分裂和投射是显而易见的。但他们的反应可能是一种更微妙的，暗示了所有权的投射。例如，"我的肩膀是紧张的""我的肌肉疼痛"。使用"我的"似乎表现出对身体感受和自我之间的认同，但也不一定如此。这意味着对财产的占有（我的包、我的车）以及所有者和客体之间存在的差别。这可能会因为是一种文化规范而被忽视——许多治疗师也会这样做。我们可能会问，"谁的肩膀紧张？"或者"谁紧张？"包含身体感受投射的治疗工作是一个从"它是紧张的"到"我正感到紧张"，或者从"我肌肉的疼痛"到"我感到疼痛"的过程。除此之外，整体的图像需要的不仅仅是自我与身体过程之间的联系，还有与环境的联系。例如，"我紧张……因为我害怕你"或者"我疼……因为我感到孤独"。

PHG 提及了一个偏见形式的投射。皮尔斯讲述了一个新候选人在俱乐部委员会议上被选举的故事。在这个俱乐部，当一个特定的名字出现，有人如果表示对他的反对，就必须说出自己这样做的理由。会员因为讨厌特定的候选人且不想让他加入俱乐部所列出的清单，正好汇集了这个会员自己身上最糟糕的缺点！这一过程在所有的偏见形式中都存在。

21

融合

在地理学中，融合被描述为两条河流汇聚的地方，在完形治疗中也具有类似的意义，即接触边界的合并或消除，导致差异缺失。这种差异的缺失可以是一种美丽、丰富的生活体验，比如做爱时享受融合的时刻，在群体内唱歌时的忘我感受，或完成一项创造性工作时感觉你与环境融为一体。事实上，作为治疗师，我们需要具有一种进入和离开融合时刻的能力来了解、共情、包容我们的来访者。一个完美融合体验的例子是，当我们陷入爱河时，我们会从自己"陷入"到他人身上。同时提供另一个"积极"融合的精彩例子，相比于许多女性，我不太有资格去验证，那就是在与新生儿联结的过程中存在的融合。

在西方我们绝大多数人生活在一种近乎"融合恐惧"的文化当中。而融合在社群文化下会被人们以完全不同的眼光来看待。植根于个体主义的背景之下，我们渴望独立而非融合。因此，广而言之，我相信完形文献中的融合会受到一些负面的评价。尽管实际上这一概念"既非积极的也非消极的"已经被强调过，但后来者很少为之背书。但也不能否认一种融合的存在方式有可能是不健康的。

当差异被否认时，具有融合性的人倾向于依赖他人，如果一个人从关系中离开，他们会崩溃。双方应该就他们的态度达成"融合契约"，信念和感受没有差异，他们可能会表现得像一个人（Clarkson，1989:55）。他们可能开始以相似的方式穿着，甚至看起来也相似。融合以"我们"为标志，任何可能破坏这种融合系统的冲突都被避免。这样的系统绝不仅限于夫妻，而是可以在个体或群体或组织（包括治疗师和来访者）之间的任何关系中发生。这种融合所在之处，即使是相对温和的挑战也可能威胁到那些参与者的存在。由于完全缺乏摩擦，在这种低能量的存在方式中缺乏活跃的接触。融合的个人在随波逐流中可能无法得到他们真正想要的结局，但在这个过程中他们只需花费极少的能量。

一个人在关系中寻求一种异常的亲近，表明他不愿发掘自己的资源；一个人寻求融合的极端对立面——孤立，表明他不愿投身于健康的相互依赖之中；一个人能够在两极之间的连续体中顺畅游走，并游刃有余地应对其所面临的情境变化，表明他有健康的生活能力。这一观点与皮尔斯将健康定义为从环境支持转向自我支持的能力的观点相反。

在治疗中融合可能很难被打破。治疗师需要意识到他们对这种现象的反应。低能量场被创造出来之后，一个人会伴随融合变得"易于融合"。观察和说明差异性，监测能量水平，说出你看到的，让自己自发工作是提高接触水平的可行方法，这些可以作为融合的解毒剂。我也发现，了解这一方式是如何发展的，同时搜集有关这种调整性接触方式受到了其他何种过程的支持的信息，都大有裨益。毕竟，虽然大多数来访者可能想要改变，但从根本上他们是想要被理解。

22

偏转

偏转（deflection）的过程描述的是回避或避免直接接触。在以言语为导向的西方文化中，我们可能最先注意到言语中的偏转过程；使用"我们"而非"我"的表达，使用概括性、刻板化的语言，在当下之事更紧要时却讨论过去，通过对刚刚说的话不屑一顾或一笑置之，以及通过淡化情绪反应来减少它的影响，例如实际处于暴怒中，却只是说"我感到恼火"。在完形治疗中，我们并不认同笛卡尔式的身心（或言语／非言语）分离观点。偏转的言语会伴随着偏转的身体反应来避免与他人完全接触——如呼吸表浅、缺乏眼神接触、分心的动作、耸肩。

体验式练习

两人搭档，面对面保持眼神交流和规律呼吸。搭档 A 真诚地赞美搭档 B。搭档 B 只需关注自己任何在言语和非言语上想要打消这种赞美的冲动——你的身体是否有些紧张？你的呼吸变浅了吗？"看着搭档"对你来说变得困难／尴尬吗？你是否想要说出"是的，但是……"之类的话？在给予／接受赞美上交替进行五次，并讨论你们的反应。注意你可能否认他人赞美的各种方式——可能是轻微的肌肉收紧、心跳加速、想要"讨论"练习而不是完全参与其中。作为一对搭档，你们当然也可以通过将其看作"只是一个练习"来偏转整个体验！

欧文和米里亚姆·波尔斯特首次将偏转定义为接触的中断，将其看作回射的子过程（Erving & Polster, 1973）。在偏转过程中，接触边界会硬化以保护个体的自我认知，这可能是一种陈旧的完形固着。尽管我很欣赏波尔斯特的观点，但我认为有时接触边界的软化也可以作为偏转的标志，例如当一般化的表达或"我们"被使用时。在这样的例子中，偏转表现为在融合中所看到的合并（merging）的子过程，这说明调节接触的不同方式可以相互关联。

就像你在上述练习中可能发现的那样，我们当中的许多人在接受赞美时会偏转，但任何爱、关心或建设性批评的表达都可能会被反弹而非吸收，并且因为我们投入了精力来避免直接接触，我们都可以采取极具创意和微妙的方式进行偏转。例如，当治疗师赞赏来访者所取得的成就时，治疗师会收到快速的回复，"没有你的话我不可能做到这些"。在西方文化中，一种常见的非常细微的偏转是我们将身体的一部分分离并单独评论它，比如"我的手臂／腿／手指痛"或"我的胃难受"。如果我们不进行这种偏转的分离过程，这些陈述就会变成"我痛"或"我难受"，并且可能会产生更大的影响。作为治疗师，如果你听出了弦外之音，就要警惕可能发生的偏转。

23

脱敏

　　顾名思义，脱敏（desensitisation）是一种让自己麻木的过程，在特定情况下的感受水平会降低。这一过程可以是浅度或深度的，短时的或者持续的，并且经常出现在悲伤过程的开始阶段。个体在经历丧亲之痛后，会对巨大的丧失感到麻木——在诸如车祸之类的紧急情况下，我们可以避免被这种可怕的情形触动。这种对生理反应和情感的抑制，有助于我们在相应情况下采取所需要的行动。与所有接触调节一样，这种创造性调整有不同程度的变化，其良性状况或其他方面只能根据它所呈现的领域来评估。当处于连续体的良性一端时，女运动员可能会通过对疼痛脱敏来完成一项运动，或者徒步旅行者可能会对水疱脱敏从而抵达目的地。只有当过程与环境不同步，并且脱敏被习惯性地使用时，固着完形才会发展为问题。

　　一个令人不安的脱敏例子是，有些人使用这种创造性调整来熬过身体虐待或性虐待，因为这可能是当时他们所能应对这种情况的最佳方式。持久而深刻的脱敏可能是对创伤的反应，这些创伤要么性质极端，要么缺乏关爱、照料和持续抚育所提供的牢固关系基础。泰勒将脱敏描述为"对某些物理刺激的注意转移"（Taylor，2014：129），并继而将它描述为被放置在分离连续体中不太令人不安的一端，这个过程涉及"与当前的现实脱离"（Taylor，2014：130），其中可能包括涉及五种感官中的任何一种或多种的知觉变化。我没有在分离连续体较温和的一端看到脱敏，而是将其看作分离过程的一部分，因为我遇见过多种水平的持续存在并深刻影响觉知的脱敏。

　　无论是强迫性进食、性成瘾、药物滥用或者赌博成瘾，任何成瘾行为都会出现一定程度的脱敏现象，因为这些行为周期的早期阶段（感觉、意识、行动）都会被快速走完或几乎被绕过。在我们快节奏的生活中，我们经常会在某种程度上脱敏，因为压力导致我们没有足够的时间仔细体验和充分感知。我们可能会因工作的截止日期临近或其他迫切的要求而不吃饭，将饥饿感驱逐到无意识的领域。

体验式练习

把你的下一次用餐时间延长一点儿。去留意味道和口感，让食物和饮品在你的味蕾上停留更长时间。当食物进入你的身体时，请感受它的质地和纹理。让你的注意在上面多停留一些时间，关注你的感觉。

24

自我主义 / 自我监控

自我主义（egotism）是个体走出自身，观察关系中的自己而非与他人的关系的过程。"自我主义"[翻译为"'我'主义"（I-ism）]一词的确带有负面含义，所以我认同当代作家将这个词替换为"自我监控"（self-monitoring）（Joyce & Sills 2018；Chidiac，2017），因为"自我监控"不仅具有较少的批判性质，还含蓄地描述了这种特定的调节的主要认知方式。正是出于这个原因，我将从这里开始采用"自我监控"一词。

当个体需要评估自己的能力时，自我监控可能是一个有用的过程。譬如在学习成为治疗师或驾驶员之类所需的新技能时，自我评估和反思就是良性的，并且能够发挥有效功能。但许多人在自我监控时可能会陷入过度自我批评的过程，而这样的过程会维持或加剧羞耻感和内疚感。

自我监控和偏转一样，可以被视为回射的一个子过程。

如果一个人进行自我惩罚、自我批评或自我赞颂，就存在一种隐含的分裂，当中有"完成"（done to）的自我和批评者 / 赞颂者，即"行动者"（doer）。因此你可能想知道，自我监控和回射之间的区别是什么。如前所述，一个不同之处在于，自我监控主要是一种认知过程，内部评论者和被评论者都参与其中。而在回射中，冲动会从接触边界出发然后转向自己，通过自我监控，来访者的内部对话更加独立，并且不太能被看到。

与任何调节接触一样，个体行为的建设性只能根据其当时所处的情况来评估。

自我主义的过程通过控制来阻碍自发性。一个病态地自我监控自己与他人的关系的人（不管他的内部评论是积极还是消极的），似乎是与他人相关（be in relation），而非与他人联结（being in relation）的。这个过程不仅会在人际交往中发挥作用，也会在冥想中出现——我可以观察冥想的过程，而非沉浸在冥想的体验中。在治疗师面对来访者的情况下，他／她需要密切观察才能了解治疗过程，如果这一过程持续下去，或者出现间断的接触模式，则可能会产生一种距离感。自我监控的时刻将以中断接触为标志，比如来访者凝视窗外或眼神呆滞。如果治疗师努力提高来访者对身体感觉的觉察，那么就很可能破坏自我监控的过程。任何持久的自我监控过程都可能受到内摄的支持。

25

联结连续体

完形疗法对觉察和接触的强调可能会造成误解，从而降低阻抗（接触调整）。接触和阻抗是同一连续体的两部分，二者都可以根据情况成为支持。我们总是在接触，但我们通过创造性调整的能力来调节与环境的接触程度。全面、活跃地接触"有毒"或创伤性的环境是无益的，就像外科医生也需要减少与患者的接触一样——"打开心扉"的"手术"最好在尽量减少情感投入的情况下进行！

阻抗通常是一种保护自己免受实际或感知到的威胁或避免缺乏支持的方式，所以治疗师应该尊重阻抗。每个阻抗背后都有一个故事，阻抗或创造性调整在故事里发展，为来访者提供有效功能。提高觉察的一部分过程是讲述和理解来访者的故事。根据我的经验，接受来访者的阻抗往往会有化解它的效果，有些来访者会反复使用同样的阻抗来进行接触，而治疗师只需要用一致的方式对待他们。另一些人则需要建立阻抗，比如过于轻易开放的人在一个可能需要较为谨慎的环境中——一定程度的怀疑可能是良性的。如果我们不能根据来访者的整体情况来理解阻抗（包括我们与来访者的接触），那么我们就有可能将来访者和我们自己视为从整个关系中分离出的独立岛屿。在当代完形理论中，我们相信自我意识是在我们的接触边界之间而非边界的后面发展起来的。

一个人无法摧毁阻抗；无论如何它们都不是邪恶的，而是我们人格中的宝贵能量，只有错误地应用阻抗才会有害。

（Perls，1947：153）

皮尔斯所说的"错误应用"是指"过去有用的创造性调整开始过时"的情况。决定阻抗是否是良性的，要依据当下的情况，而不是孤立地看待阻抗的方式。在完形中，我们需要"将阻抗视为援助"（Perls, 1947: 153）。

完形心理学家库尔特·考夫卡用一个很好的例子说明了阻抗的价值（Miller, 2003）。他讲述了一支杰出的德国举重队的故事，这支队伍远胜过当时任何一支举重队，人们完全期望着他们在世界锦标赛上横扫对手获得奖牌。在锦标赛之前，这支队伍的举重成绩远超任何对手。锦标赛在瑞士一个新的体育中心举办，但他们惨败了。当一位完形心理学家研究这种情况时发现，在锦标赛之前，举重队总是能专注于对面的墙和对抗这个"固点"的力量。在新的竞技场上，强光使对面的墙壁看起来似乎消失了。他们没有什么可以对抗的，也没有什么东西可以用来作为阻力。

以下基于迈肯温（MacKewn, 1997）的工作提出的模型说明了发展一系列回应的必要性。治疗当时的整个情境将决定之后的连续体中哪里是良性或非良性的、哪里是安全或不安全的。每个连续体左右两边的术语代表了存在的特定维度的两极；中间的术语代表中间地带。

脱敏··············	敏感··············	过敏反应 / 超敏反应
偏转··············	停留··············	被催眠
内摄··············	质疑、同化··········	拒绝顺应
回射··············	表达··············	肆无忌惮地表达 / 暴露
投射··············	自居··············	自居一切 / 字面性（literalness）
融合··············	分化··············	隔离
自我监控··········	自发性··············	缺乏所有的场约束

在这样的模型中，健康运转被定义为能够以与个体情况相一致的方式在上述连续体中灵活变动的能力。我们有意识地在连续体中进行应变的能力越强，我们与周

围世界的关系就会变得越健康。在完形治疗中，我们看重和使用接触－阻抗这一连续体，并假设阻抗是未来的关键。如果环境没有提供外部支持，而个体认为他缺乏足够的自我支持，就会陷入僵局。这是个体在冲动和阻抗之间分配能量而导致的精神紧张。

与其他文化相比，接触的某些调节不容易建立在西方个体主义文化的基础上，特别是那些倾向于软化接触边界的调节，这意味着我们可能更不愿走向一个连续体的尽头。正如欧文·波尔斯特所指出的，"尽管被广泛阐释的完形疗法理论对投射和融合是否良性这一问题采取中立的观点，但人们几乎总是用贬义的词语来谈论它们"（E. Polster, 1993: 42）。

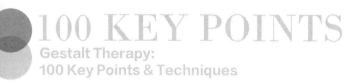

26

创造性中立

"创造性中立"（creative indifference）这个词具有误导性，它仿佛暗示着缺乏关怀，但更准确地说，它描述的是治疗师对特定结果减少关注的过程。如果我们追溯创造性中立的根源，就会发现其中一部分含义在翻译过程中遗失了。皮尔斯（Perls，1947）和PHG（1951）在萨拉莫·弗里德兰德（Salamo Friedlaender，1918）提出 *Schöpferische Indifferenz* 的原创工作基础上提出这一概念，这个词未被翻译，但接近英语中的"创造性未分化"（creative undifferentiation）而非带有消极暗示的"创造性中立"（Wheeler，1991:47）。

在完形治疗中，我们需要进行维持公正的创造性演练，与其他方法不同的是，我们不是目标导向，而是以提高觉察为唯一目标。在保持创造性中立的同时，我们对来访者的尝试保持着积极的兴趣，密切关注来访者和治疗师之间实际发生的事情（Francis & Parlett，2016）。在这一过程中，治疗师相信来访者拥有对环境的感知进行自我调节的能力。我们按当下的感知和当前的信念行事，认为有意义的内在见解是在关系中形成的，而不是治疗师给予的。为了创造增长的条件，我们需要在与来访者接触中的每一个时刻都保持开放性。从本质上说，治疗师信任治疗师和来访者以及来访者领域之间出现的过程。

创造性中立是完形方法实践中的一种根本态度。这样的治疗立场意味着治疗师在关系中屈服并借此来平衡来访者和治疗师之间的关系。这并不简单意味着停止行动并希求最好。创造性中立意味着整合你认为可能使来访者进步的方式，从而使你在服务来访者时能够向任何方向自由前进以探索他们的世界，而不是依附于一个特定的结果——这一结果可能来自对于来访者整个情境的局限性观点。

弗里茨·皮尔斯深受弗里德兰德的创造性中立这一概念的影响。它与皮尔斯对禅宗和东方哲学的兴趣相吻合，因为这一观点涉及治疗师和来访者共同面对未知中存在的不确定性。它基本上是一种无所附着的状态，在没有任何保证的情况下进入无为虚空，因为在经验之前存在的是每一次人类相遇之前的一个未分化的可能性景观。在一个充满压力的世界中，我们不该低估采取这种态度的困难性。这种压力对于治疗师和来访者来说都意义深远，特别是当我们认为大多数人所扎根的文化都是结果驱动，以及期望尽快修复的时候。

弗兰姆巴赫（Frambach，2003）讨论了弗里德兰德的创造性中立与两极性的关系，指出发展创造性中立的能力抵消了人类偏好某一极的倾向。他给出了一个关于秩序和混乱的两极的例子。要理解秩序，我们也必须理解混乱，因为一方定义了另一方。如果我们将混乱视作威胁，我们就会寻求秩序，为了避免事情接近混乱就会造成紧张。我们不需要把秩序和混乱看作敌人，而将其看作同一连续体的部分，以便我们站在这个连续体的中间点，自由地向任何方向前进，就像"两极分化的统一……正是它的中间点、它的中立"（Frambach，2003：118）。混沌理论和复杂性科学支持了这一点。这同样适用于任何明显的极端对立，如严厉与温柔、善与恶、欢乐与绝望等等。因为创造性中立具有吸收两极的作用，它为来访者提供了第一次以新的、扩展的方式了解自身情况的机会，从一处虚空而不是熟悉的地方开始"了解"。无论治疗师还是来访者，冒着风险进入虚空都需要勇气，这是存在的风险而非行动的风险。

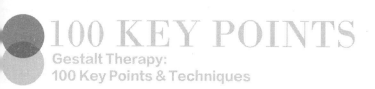
27

未竟之事：蔡加尼克效应

在 20 世纪 20 年代柏林一家繁忙的餐厅里，一群洪堡大学的教授和学生正在点菜。他们点的菜相当复杂，但令人惊讶的是，服务员没有使用记事本，就把点单和所有附加的东西都记住了。点的菜如期而至，这顿饭在热烈的交谈中愉快结束，账单也结清了。聚会结束后，一行人离开餐厅，但一名学生发现自己把围巾落在了餐厅里，于是返回餐厅取围巾。她找到为他们服务的服务员，询问她遗落的围巾。"你当时坐在哪张桌子？"服务员问道。起初这位学生认为他一定是在开玩笑，但服务员显然不知道他们坐在哪里，甚至似乎都不认得她。"你怎么会不记得呢？你明明记得我们点单的每一个细节！"她有点不知所措地说。"直到最后一道菜上完为止，我都记得每一道菜。"服务员回答说，"等它完成后，我就忘记了。"

这位学生是布鲁马·蔡加尼克（Bluma Zeigarnik），一位出生于立陶宛的完形心理学家，她职业生涯的大部分时间都在俄罗斯研究未完成任务对个人的影响。她创立了"未竟之事"（unfinished business）的完形概念，为纪念她的广泛研究（Zeigarnik, 1927, 1938），这一概念也被称为蔡加尼克效应（Zeigarnik effect）。弗里茨·皮尔斯认为，我们的生活基本上只是一种无尽的未被完成的情境，或者是不完整的完形（Perls, 1969）。一旦一个任务或情境完成，另一个任务或情境就会出现。这些不完整的完形从相对微不足道的小事，比如越来越多的家务，到主要的生活事件，比如持续的悲伤过程。在真实情境中，完成一些未完成的工作是不可能的或者不恰当的。然而，如果我们没有找到解决方法，我们在这种杂乱并悬而未决的情境下会通过心理困扰和身体疾病的方式来寻求对它们的表达。避免完整的模式导致了固着完形的形成，其中觉察受阻，满足被抑制，消退无法实现，冲动转向内部，留给自己心理空间的可能性被拒绝。这些过程之后则成为习惯，尤其是当它被文化支持时。

蔡加尼克研究发现，未竟之事导致紧张，会反过来激励我们去完成任务。她的研究表明，未完成的任务比完成的任务占用更多的心理空间（Zeigarnik，1927，1938）。在柏林餐厅用餐之后，她研究了大量服务员的行为样本。服务员比较容易记住未完成的订单，订单一旦完成，他们就会遗忘。然而，是她自己的生活使她获得了深刻和充分体现出受未竟之事影响的感觉。在接下来的叙述中，我要感谢艾琳娜·梅热（Elena Mazur，1996）所做的工作。

蔡加尼克在她的生活中遭受了几次创伤和未完成的情境，其中一个主要的创伤引发了所谓的神经症。1931年，她的丈夫被捕，剩下她和两个孩子。她再也没有见过她的丈夫——他失踪了，并被推定为死亡。蔡加尼克发现住在这个家变得越来越难，这个位于莫斯科郊外的别墅被有关丈夫和丈夫被逮捕的记忆包围着。因此，为了避免日益增加的痛苦，她搬到莫斯科居住。但是她的痛苦和焦虑没有得到改善，而是持续增长。她避免去所有与她丈夫相关的地方。这种基于焦虑的回避持续增加到了让她形成广场恐惧症的程度。她的世界继续缩小，直到她决定回到别墅，这个她曾经与丈夫相处以及丈夫被逮捕的地方。她返回莫斯科寻访那些有着他们两人情感回忆的地方。她越是暴露在这样的情境下，她的症状就越轻。她勇敢地、创造性地发现了一种关闭和完成未竟之事的方法。

体验式练习

花点时间考虑一下你可能有哪些未完成的任务——任务不需要是重大的。你可能避免完成的任务是什么？你心理上的"杂乱"是什么？你需要做些什么才能进行一次"春季大扫除"？

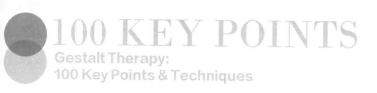

完形心理学家研究了人类需要从他们的经历中得到有意义的整体的倾向，即使经历本身是不完整的——我们仍寻求完整（Zeigarnik, 1938; Wertheimer, 1959; Koffka, 1935）。

蔡加尼克效应在广告行业中发挥了作用，广告中使用具有识别性的广告声可以迫使观众一直听到广告自然结束（Heimbach & Jacoby, 1972），研究人员还发现，打断广告（特别是在结尾处）可以使观众更好地回忆（Heimbach & Jacoby, 1972）。蔡加尼克的研究显示，参与者更有可能记住被打断的任务，这表明，如果你正在研究这本书（或任何其他材料），希望记住其中的内容，那么请熟悉它的内容，但在继续阅读之前打断你与它的接触。很多人如果一口气从头到尾读完，就很难回忆起当中的内容。参与这本书中的体验式练习可能有助于打破接触，从而帮助你回忆书中的内容。

28

改变的悖论

改变的悖论（the Paradoxical Theory of Change）指出，"改变发生在一个人成为他自己的时候，而不是他变得不像自己的时候"（Beisser,1970:77），并且进一步指出"一个人在识别所有可能的替代状态之前，他必须首先充分体验到他现在如何"。完形治疗师不认为这种根本性的改变会发生，除非个体的整体人格被完全接纳，包括接纳来访者希望从自我存在中删除的部分。

我认为，如果加上其创始人的生活故事，该理论的丰富性将倍增。我非常感谢琳恩·雅各布斯（Lynne Jacobs）（个人交流）详细介绍了她生活故事的方方面面，并以这种方式分享了她与这个男人的个人经历。

阿诺德·拜塞尔（Arnold Beisser）是一个聪明、运动型、有魅力的男人，他是一位国家级的美国网球运动员，尽管他仍对自己的许多特质感到不太满意。32 岁的时候，脊髓灰质炎导致他颈部以下瘫痪。作为一个积极有活力的年轻人，他自己能做的只有进食和呼吸，在他瘫痪后前三年他只能在人工呼吸器的帮助下进行呼吸。在经过随之而来的抑郁症后，拜塞尔逐渐接受了他的新生活，并发展了"改变的悖论"，事实上他是从自己的人生旅程中发现这一理论的。他是一个爱交际的人，在瘫痪以后也很受欢迎，他的关系场反映了自身的自我接纳。即使他有严重的残疾，他仍愿意以他能做到的任何方式去支持朋友。在他生命即将结束的时候，他说即使可以，他也不会选择让时间倒回到他残疾前，他还是健壮青年的时候，因为他已经真正成为并接纳了他自己。显然，在瘫痪之前，拜塞尔并不认为自己是一个非常受欢迎的人。从与他保持密切联系的人的数量来看，他可能未曾与周围的人分享过他的自我感知。正如雅各布斯告诉我的那样，每当她来访时，总有人和他坐在门廊上聊天。

如果我们专注于恢复我们所认为健康的东西，我们就有剥夺来访者去过不断变化的生活并创造性地适应生活中的变化的机会的风险。如果我们试图拯救，我们会使他们在之后的历程中丧失对情境做出最好的创造性调整的能力。在这个过程中，来访者有机会体验到可能比我们所曾给予的更深刻的学习，如在完形理论中，我们坚信有机体是有智慧的（PHG，1951）。话虽如此，大多数寻求治疗的来访者想要根据一些预先设定的场景改变一下他们自己和他们的处境，这往往包括摆脱一些行为、思想、不安的情绪或态度。如果我们与这个不可能完成的任务相结合，则可以与来访者共同应对，来访者随后会尽力维持现状，并概述这种改变为什么是不可能的。我们需要注意摆在我们面前的显而易见的东西。来访者想要改变，想要不同，但是他们坐在我们的面前却竭力保持不变。如果我们只关注来访者的一个方面，即他们希望摆脱令人感到不快的品质，那么忽视他们希望做自己的这一方面可能在短期看来是灵丹妙药。结果是，我们错过了来访者的完整人格——他们正挣扎于什么样的困境，改变会让他们付出什么代价，变化中包含哪些损失及其价值。完形治疗师要和来访者共同探讨这些问题，而不是探索什么样的改变或者什么样的应对方式是有效的。

我从事精神病学研究这些年，治疗过许多存在幻听的来访者。有些人被他们所说的"声音"或者"他们的声音"困扰，但很多人不是❶。不论困扰的程度如何，他们都被要求服用强力的抗精神病药物。药物使来访者听觉变得迟钝，而这通常会引发令人不快和使机体虚弱的副作用。不足为奇的是，这些人已经厌倦了口干、持续性震颤、药物导致的帕金森症（这些只是能命名的一小部分症状），并不再继续服用药物。有些人寻求各种支持，找到了与症状共处的方式而不是去对抗症状。自助小组

---

❶ 对一些个体来说，他们的幻听是如此恐怖、凶险和令人压抑，因此，使用药物控制这些症状是他们所乐意接受的。我发现在这类人群中，他们通常会说"那个声音"，而不是更为直接的"我听到的声音"。

和国际"听声"网络成立了。事实上，这些"患者"接纳了他们自己的一部分，而不是将它们与自己隔离，他们对自己的情境进行了创造性调整。

根据利希滕贝格（Lichtenberg，2008）的描述，我们无法找到一些有效方法去强制性改变他人。强制性改变只能通过剥削、压迫和统治等破坏性方式发生。在建设性的、真正的改变成为可能之前，一个人必须真正做回他自己。

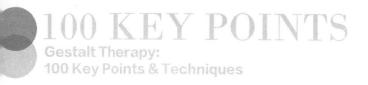

29

完形治疗的美学

　　流畅性与对美学标准的描述密不可分，而完形方法的核心是促进流畅的创造性表达。术语"良式"（good form）是指形式良好的完形。在健康的运转中，我们流畅地进行创造性调整以适应不断变化的世界。当与当下新鲜事物的接触使刚过时或早已过时的存在方式被改变时，转变过程就发生了。一个鲜明的新图形在我们的经验基础上形成了。这种转变是一种独特的审美表达方法，它是通过动态的图形生成过程形成的我们接触和感知世界的个性化方式。就像雕刻家将一块古老的石头雕琢成完全不同的形态，对于新的良好图形的形成，我们会自动进行审美。两者都是对于"自我在过程中"（self-in-process）表达的审美反映。一个具有良好形式和动人形态的完整完形，是在与环境的联系中形成的美妙事物——在支持关系场的背景上出现的图形。正如斯帕格诺罗－洛布（Spagnuolo-Lobb，2017:30）所述，是否有良式是关系接触质量的向导：

　　优雅（良式）、节奏（情绪调节）和流畅性（动作）可以作为我们观察来访者和治疗师在接触过程中有多少自发性或焦虑的审美标准。

　　布鲁姆（Bloom，2003）恰当地描述了完形的美学价值，他将其描述为完形独特的属性之一，这种"形成中的图形，其固有的特性包含着有机体／环境的生命力，并且是完形治疗对生存的理解的根本核心"（Bloom，2005:54）。在与布鲁姆的激烈辩论中，克罗克（Crocker，2004）指出，一些应用于计划并实施犯罪活动的技能，通常具有鲜明、强大、生动和流畅完形的特质。我相信这种行为能够给人们留下这样的"印象"，但在这种行为中忽视了更广泛的领域，这个人可能主要是从个人需求，而不是从更广泛的社会责任感出发。在我的书中，这不是"良式"。

在完形治疗中，自我的形成并不像精神分析理论那样被定义为是由内而外的，也不像行为主义者那样由外及里形成。它被视为一种审美活动，发生在人与环境的接触边界，人与环境在这里形成瞬间的相遇（Miller，2011a）。因此，完形治疗师所做的很多事情都是为了使未分化的背景中出现的图形更加清晰，但当这么做时我们需要关注来访者的背景结构。就像一座建筑，无论多么美观，如果没有坚实的地基，都会很脆弱，所以如果建在脆弱的地基上，与世界联系的新方式很快就会出现裂缝或完全倒塌。

运动的一个必要的场条件是空间的存在。我同意约翰逊（Johnson，2016）的观点，即空间是美学元素的一个很好的例子；毕竟，任何东西都不能进入一个已经被占用的空间。在繁忙、杂乱的生活中，我们可　能会形成拒绝给予自己空间的习惯，从而避免进入无为虚空；西方的文化习惯总是让我们继续进行下一项任务。形成一个强大图形和良式需要时间，因为它需要从一个有足够的社会支持的基础上出现，才能发生有意义的关系运动。"如果没有空间，就不会有运动"（Johnson，2016：91），只是习惯性地接触与当下不完全相关的生活。自主性和同一性在我们的生命历程中发展，这些能力的发展会受到限制或者促进，这具体取决于接触边界的渗透性和刚性程度，而这与我们周遭的环境——我们与其联系有多顺畅——有关。在这方面，我们发展的充分性和丰富性将取决于我们所形成的完形的审美标准。我们不能学习如何变得有创造力——我们本就是有创造力的。我们是否使用创造力去滋养、减损或破坏我们在现世的存在，最终将取决于我们的选择。

30

像"赋能一样"支持

我认为治疗师的任务就像是芭蕾舞中的男孩，需要从下面给予支撑，保持警惕并与女主角的动作相协调，去展示她的创造力和能力。如果这个男孩始终有能力这么做，那么女主角对男孩能够支撑她的信心会增长，她可能会逐渐尝试更为冒险和华丽的动作。同样，如果我们细心关注背景，来访者会小心地形成他们自己的图形。随着时间的推移，他们开始相信，如果他们跌倒，我们至少会试着去抓住他们，所以他们的场将开始重建。正如女主角也许不相信她能够完成一个凌空大跳，来访者也可能了解愤怒是被允许的或者他们是可以被爱的。

我们可以将治疗视为胶水或溶剂（Stratford & Brallier, 1979）。多年来，我作为完形治疗师在英国心理健康中心工作，接收过许多十分脆弱或分裂的来访者。他们很多人正经受或曾经经历过精神病发作。通常他们最不需要的就是一个将进一步瓦解其脆弱自我的立场。我需要采取一种黏合的方法，逐步建立来访者的自我意识。说白了，我的任务就是帮助来访者识别和粘贴碎片。相反，如果一个为来访者所习惯的存在方式不再符合其现状，我们可能会使用一种更具瓦解力的方法。可以想象，一种瓦解的方法可能更具有挑战性。当这种情况经常出现时，我们需要注意挑战和支持会以多种形式出现。劳拉·皮尔斯（Laura Perls, 1992）认为，在完形治疗师的工作中，我们需要提供必要的支持，但这种支持要尽可能少。同样地，我认为我们需要展示我们的关怀和效力，不是通过持续的温柔或习惯性的对抗态度，而是通过在这些两极性之间的连续体上觉察的能力，以回应来访者不断变化的需求，"支持是促进一个人持续同化和融合的一切"（Wollants, 2012: 185）。

促进来访者转变态度的关键是治疗师需要完全相信机体是有智慧的，相信我们面前的来访者有能力找到最好的创造性调整方式以应对他们的情境。为了更好地协助来访者，我们需要发展一系列真实的治疗立场，我们不作为角色进入，而是用一种完全整合的存在方式。来访者需要不断重新评估他们的创造性调整，只有在得到充分支持的前提下，才能建立良好的接触。

园丁喜欢让灌木或蔬菜茁壮成长的沃土，即使我们的准备工作做得很好，也需要考虑大量支持其成长的其他因素。以开放性的态度理解来访者面临的情境和治疗关系，从而认真地关注关系的背景，会有助于成长。

体验式练习

密切注意你此刻的身体状态。如果你是坐着的，你正如何使用着家具？你是蜷缩在椅子上还是坐在椅子边缘？你身体的各部分是否都感觉到支撑？你感觉有没有其他部分是需要得到支撑的？扫描身体中感到紧张的区域，从脚开始，以你自己的方式体验各部分感觉到的紧张有什么差异。想想呼吸，通常我们认为呼吸是习以为常的事情。你在环境中充分呼吸吗？你只是浅浅地呼吸吗？当你注意到这些时，问问自己这种支持是否使用了环境或你与环境的关系，例如，"椅子可能没有支撑着我，所以我就需要自己支撑我自己"，或者"我在更广阔的环境中没有体验到特别的支持"。此时此刻，你会把自己放在"自我支持－环境支持"连续体的什么位置？

来访者在我们面前表现出大量的信息。一个主要由自我支持的人可能不会充分利用环境中可用的支持，一个更加融合的人会融入他们的环境中。治疗师的任务是与来访者一起去发现：拓展他们的"自我支持－环境支持"连续体所需的下一步工作是什么、发展需要的方向是什么，以及下一步的规模有多大。

我们需要密切关注体验的开始阶段——感觉的出现、觉察的出现；并鼓励我们的来访者也这样做。如果不这样做，往往会导致过早支持和缺乏支持的行动。

能够帮助治疗师的问题可能包括：

● 此时此刻有什么特殊的支持和挑战能帮助这个来访者？

● 对这种支持的校准水平是什么？

● 我与这个人如何冒险做一些不同的事情？

● 我怎样才能在这段关系中树立这样做的勇气？

Part 2

第二部分

开始治疗
之旅：准备与
启程

31

治疗环境

初始环境和情境会决定来访者和治疗师面谈的性质。对于治疗来说，我们需要一个私密的、保护性的空间，但也必须意识到，任何临床空间都会发出"声音"，而且其中一些更具有"临床诊断性"。我们创造的是与治疗关系对话的环境。

詹姆斯饱受抑郁症的折磨，他来找给他开过抗抑郁药的全科医生寻求帮助。药物疗效甚微，因此全科医生改变了药物治疗，并给了他一个电脑程序的链接，链接里提供了抑郁症治疗技术。他通过这些技术获得了一些改善，但他的情绪仍然没来由地低落。全科医生将他转介给一位完形治疗师。在第一次会面时，治疗师问他，"什么促使你前来咨询"，詹姆斯回答道："我的医生认为这对抑郁症有帮助。"

上例中的初始环境和情境预先构筑了会面的基础，并且塑造了治疗关系的性质和来访者的期望。在回答治疗师的问题时，詹姆斯似乎通过将自己从抑郁症中分离出来而巧妙地摆脱了抑郁。詹姆斯与直接环境的关系史，以及他前期治疗中任何的主动投入是首先要被处置的问题之一。来访者与环境的关系立足于"我 – 它"关系，他的抑郁症被作为一个单独的系统来处置。他现在以一种完全不同的关系立场被放置在一个迥异的治疗关系当中。

相反，假设詹姆斯自己寻求治疗或通过咨询机构找到了一位完形治疗师，并在其房间里会面。治疗初始环境的"临床"意味就小了很多，但是其他考量却会纳入其中。当治疗师已经将房间的装潢及家具、画、装饰物（如果治疗师选择拥有这些东西的话）布置妥当，这里就包含了大量的自我表露。这些东西都在诉说有关治疗师的信息。当然，初始环境还涉及治疗师的穿衣方式，这同样包含着自我表露。

花一点儿时间考虑一下，你在治疗室内想要什么、不想要什么，以及什么让你感觉不合时宜。什么样的肢体接触方式是你所喜欢的？座椅摆放如何？你有"治疗师椅"吗？

任何先于面谈的接触，如打电话、发电子邮件或传统邮件，都呈现出特定的意味。我们不是一块白屏（尽管可能需要如此），但我们需要考虑屏幕上曾经呈现过什么，以及我们可能会在上面呈现什么。

治疗初始环境需要把握治疗关系，并且需要为来访者和治疗师提供充分的支持。我们需要认清初始环境制约治疗可能性的途径。例如，如果我就职于一家繁忙的医疗中心，那么一些情感宣泄的工作可能就是不适合的，治疗室的大小也会妨碍一些形式的身体治疗。

来访者寻求治疗的原因是多种多样的。大部分自来或被转介来的人是因为他们想要这么做，但也有人是因为转介者希望他们来。后者可能包括一些由于特定的现实困扰导致的强制治疗，如由于工作表现导致的"愤怒管理"，或是由于见习治疗师/咨询师需要完成一定小时数的治疗作为其实习内容的一部分。另外，来访者通常都怀着不切实际的期望来治疗，比如焦虑或抑郁能够一扫而空，或者他们的人际关系问题能够被神奇地治愈。

转介的情境、初始环境和来访者的期望，在来访者第一次步入治疗师的房门之前便共同组成了咨询关系。我们得承认，我们生活在一个将思想、情感和身体感觉视为只属于个人的文化中，而完形治疗师则认为这些东西是从关系之间产生的，一个人不可能处于治疗环境中却不处于关系之间。意义是在来访者、治疗师和环境之间共同构建的。

32

协议与预期

在咨询和心理治疗领域存在着制定由治疗师和 / 或来访者签署的书面合同的趋势。虽然一份精心制定的书面合同可以提供"参与规则",但这需要与一个事实相平衡,即作为治疗师,我们总是在基于信任的关系中处理人类的某种痛苦。引用我的一位美国同事的话来说,"我不使用书面合同,我的来访者用他们的心来信任我"。

在治疗师和来访者之间的气氛中,盘旋着许多由大量的现场条件形成的预期,其中一些在前一个关键点中已经提到过。治疗师自身的呈现方式是温暖热情的、"专业的",还是疏远的,或是严肃的,以及治疗师是否相信改变可能发生,这些都会从见面的第一刻就影响来访者的预期。从来访者的角度来看,他们关于什么是心理治疗的先入之见,对于自身权利的感知,来访者的朋友或亲属如何看待他接受心理治疗这件事,他们对改变的体验,以及他们继续承受不适的意愿,这些都可能对初次会面产生影响。来访者或治疗师历史中的任何东西都会影响人们对可能和不可能的预期。

问问你自己,当与来访者共处一室时,你对他有什么样的期待。再思考一下,在什么样的情境下这些期待是有帮助的,在什么情境下是没有帮助的。

在对他们的预期进行回应的过程当中,我发现思考如下问题很有用。

● 我对来访者的这些预期有怎样的感受?比如,它们是现实的、不切实际的,还是适度的、过于精确的、野心勃勃的或根本没有感受？

● 来访者是否陷入了积极或消极的表述当中？

● 来访者的预期中是否有对自己、对他人、对场中的某个特定方面或是对一般的生活情境表现出不满？

● 来访者想为什么人而改变吗？

作为完形学派心理治疗师，我们需要与寻求治疗的来访者分享我们的治疗哲学。我们不会给出解决问题的方案或是试图缓解不愉快的情绪。不同于开处方或给予"应对策略"，我们寻找行为背后的意义，而不是去减少行为。尽管这个过程会带来洞察，但是也可能会与来访者的希望产生冲突，他们认为我们多少会改正他们身上的"部分错误"，并且使他们回到过去的一种平衡状态，但是鉴于他们已经经历了生活的改变，这一平衡状态早已不存在。

需要注意的是，有些期待可能是源于对完形的错误认知，比如：认为这不过是有两张椅子就能十的事儿，认为不过是彼此走走心，认为挑战是单方面的——成长是通往自我支持的漫漫征途，只关注愤怒和宣泄，等等。尽管任何受过合理训练的完形治疗师都会认为这些想法是不折不扣的错误观念，但是这些观念的确会对治疗情境带来干扰，并且对来访者的预期有塑造作用。

治疗协议

当描述与他人的困扰打交道的过程时，"协议"这个词显得有些指手画脚。但是作为治疗情境的一部分，来访者与治疗师达成一致是非常有必要的，任何合同都需要以谨慎的态度来签订，保持灵活应对治疗需求的可能性。协议的内容错综复杂，无法在这里进行全面介绍，我认为它主要涉及三个方面：

（1）"商业"协议

商业协议的内容涉及会面的具体细节并澄清治疗在什么时候终止，具体包括：

会谈的持续时间、治疗费用（如果适合）、心理治疗的次数或间隔时间、暂停治疗或终止治疗需要注意的事项、治疗师遵从的道德准则（UKCP、BACP等）、治疗关系的排他性（即在治疗室之外不会发展社交或其他关系）❶。

在这一协议当中，我们也会列出保密原则的有限性：

① 当来访者对自身或他人的安全构成威胁时治疗师不再保密。有一点需要强调的是，从我与来访者的较多接触来看，来访者有伤害他人的意图与他们实施行动之间有非常大的差距。

② 在英国，针对治疗师的道德要求，需要治疗师接受常规的临床督导，也就是说治疗师将与他们的临床督导谈论会谈的内容。这也能作为"保险措施"防止治疗师通过来访者来解决自己的问题。

③ 如果治疗师被法庭传唤，则需要提供关于来访者的信息。

（2）治疗协议

完形治疗的本质就是揭示来访者对自身与周围环境关系的觉察和认识。在使用完形方法以及处理复杂曲折的人际关系的治疗过程中，死板地针对某一商定内容的严格规定的治疗协议显然是不合适的。我们需要足够的灵活性，允许对那些似乎与当下问题不相干的经历进行探索，并在充分关注的状态下实现一种平衡。我们与来访者实际的接触情境会对治疗协议的本质产生影响。总之，作为过程性的治疗，任何治疗协议都应该有充分的灵活性来探索那些似乎无关却可能揭示潜在关系模式的事件。

（3）治疗边界

治疗边界可以是复杂和多层次的。我将在第五部分"伦理和价值观"中阐述那些从实践中脱颖而出的例子。

---

❶ UKCP 为英国心理治疗协会，BACP 为英国心理咨询与心理治疗协会。

33

接触功能：建立和阻断接触

　　我们通过完形治疗中所说的接触功能（contact functions）或自我功能（self function）来实现与环境的联系，这些功能描述了五种感觉以及我们如何行动并将自己置于与世界的联系之中。它们是我们接触世界的功能性方式，但不仅如此，这些功能联合运作创造出了接触的美学。它们是"风景的色彩，是食物的味道，是感觉和愉悦，我们知晓触摸与爱抚的区别"（Bloom，2015），它们是我们在这世上跳动的心。就像一颗健康的心脏需要调整自我以适应环境，我们同样也需要根据所遇到的不断变化的情况来调整我们的接触程度。

　　接触功能不是孤立存在的，但我们需要在考虑来访者如何与环境（包括治疗师）接触的整体情况之前将它分离出来。通过此举，治疗师可以评估来访者在接触中可能存在的能力和发展边界。德里塞尔（Delisle，1999）列出了一系列问题，旨在对来访者可观察到的接触功能做出主观评价。乔伊斯和西尔斯（Joyce & Sills，2018）后来对此进行了讨论。下列问题对于初期和实时评估来访者表现出的接触功能是颇有成效的。

● 视觉接触功能

来访者在什么时候看着你？什么时候不看你？

你觉得来访者是以什么样的眼光看你的？

你如何描述来访者的眼睛以及看人或物时的方式？

你认为来访者的眼睛最可能（经常）表达什么情感？

● 声音或语音接触功能

如何描述来访者的声音？

当听到来访者的声音时，我的感受是什么？我认为这个声音最可能表达什么情感？

来访者如何运用自己的声音？

● 听觉接触功能

来访者看起来听得清我说话吗？

来访者听觉的注意力是放在我这里还是其他的事情上？

我是否认为我说的话能很好地被来访者获取和理解？

● 触觉 / 运动接触功能

如果我被来访者触碰到，我的感受是什么？

如果我触碰到来访者，来访者和我的感受分别是什么？

我是否愿意去触碰来访者？

来访者在特定的空间里会如何控制自己的身体？

来访者是如何使用具有支撑功能的家具（椅子）的？

来访者是如何移动的？

● 外表

我认为来访者的衣着怎么样？

我认为来访者的自理能力如何？

如何描述来访者的特征？哪些特征是让我印象最深刻的？（例如，僵硬的下颚、挥舞的双手、冷漠的表情等。）

在治疗过程中，如果可能的话，我们希望进行"探索来访者在味觉和嗅觉方面'无形'的接触功能"的相关实验，尽管在治疗过程中，嗅觉的接触功能可能会变成"可见"的。例如，当我在治疗室里点燃葡萄柚精油时，一个来访者会抱怨，而另一个来访者会说它闻起来像是花香。

尽管上述问题可能提供了一种评估来访者接触功能的脚本化方式，但你对来访者的印象有可能会超出这种方式。需要注意的是，我们的问题示例是有现象学基础的，它们有助于描述问题。收集关于来访者接触功能信息的过程是基于治疗计划与治疗策略的动态诊断过程的一部分。

不要忽略，完形治疗是一种双向对话，来访者可能也在评估治疗师接触功能的有效性。从某种形式上来说，来访者可能也在心里问自己相似于治疗师的问题，如果他们没有问自己这些问题，那么这本身就是一种信息。

在你看完这一个关键点之前，你可能会希望找一个搭档来试试以上提到的问题。当你这样做的时候，请对与建立/打破接触方式相关的其他问题保持开放的心态。

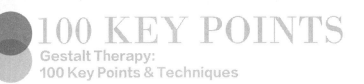

34

评估和诊断过程

评估、诊断和治疗携手并进，它们是同一过程（PHG，1951）。在完形治疗中，评估和诊断需要具有动态性、叙述性以及是现象学的，并且认同任何假设都是同时关于咨询师和来访者二者的。被评估／诊断的是一种关系，而不是像传统的诊断观点那样，只是评估／诊断关系的一极（来访者／患者）。

来访者寻求治疗是因为他们与世界的关系出现了问题，这些问题存在于来访者与世界建立或阻断接触的接触边界上。作为治疗师，我成了来访者世界的一部分，任何所谓的病理都是关系的病理（Francesetti, Gecele, & Roubal, 2013），代表着对特定情境独特的创造性调整。没有什么是只从来访者的"内部"或治疗师的"内部"产生的，一切都在关系中产生。这个人如何在当下与我建立或阻断接触，这是我们评估或诊断的内容，但脱离历史地这样做是错误的。我通常会在初次会面时简单地让对方告诉我他们的故事。通过询问来访者最近和过去的经历，我得到了一些固着完形和持久关系主题的指示。在关注我对来访者的回应（情绪响应、萌发的念头、"消极反应"等）时，只要对从中解析出的积极意义保持警觉，并一如既往地记住任何印象，我就能从中获得有价值的信息。除了现有的来访者／治疗师权力失衡外，我们还需要意识到与差异相关的任何权力失衡。作为治疗师，我们需要充分了解自己的过程、偏向和成见。

虽然评估是持续的过程，但初始评估与实时评估还是有区别的，在最初的几次会面中，特定的背景需要被遮掩起来，如果存在诸如有限的疗程数之类的场的限制，就尤为需要更高层级的结构。以下就是有关结构的粗略轮廓的建议：

① 确定来访者当前存在的问题——什么驱动来访者前来咨询以及为什么现在来咨询。

② 在了解来访者的生活方式以及听取了来访者当下存在的问题之后，治疗师的心中开始初步了解有关来访者心理问题是如何发展以及稳固下来的。

③ 探寻来访者对于本次治疗的期望，并且朝着能够完成既定目标的方向努力。

④ 在治疗师与来访者互动，朝着既定目标前进的过程中，治疗师应试着让来访者了解到完形治疗的本质，这是一个聚焦于过程而非结果导向的疗法。

⑤ 关注你自己对来访者的身体反应以及来访者对你的反应。你们在什么时候建立和阻断接触。

⑥ 评估我（治疗师本人）是否是能够帮助来访者的恰当人选，以及对来访者而言完形治疗是否合适。

⑦ 评估咨访过程中可能存在的任何风险项（见第 39 个关键点）。

为了区别于 DSM-5[1] 等手动诊断形式，我使用"过程诊断"（process diagnosis）这一术语来强调完形治疗中诊断的相关性。心理治疗师的人格特质以及人际交往图式也需要被考虑进来，因为治疗师的生活方式会对来访者产生一定影响。在对一个人及其相关情境进行诊断时，每一次的诊断只是一个在某一时刻的暂时评价。随着时间的推进，一系列的诊断能够帮助我们初步了解来访者的关系图式，但图式是在不断变化的。诊断是对理论建构的应用，以描绘个体如何建立和打破接触的简图。应用一个提供简单假设的理论建构的过程本质上意味着故事的某些部分被遗漏了。地图不能概括全部领土。诊断地图在模拟世界的同时也在简化世界，因此无法解释来访者与治疗师之间发生的全部互动。

任何过程诊断评价都包括观察从来访者个人视角来看能够影响到其个人世界的图形内容，与此同时，坚信任何数量的新图形都有可能从他们的经验中浮现出来，

---

[1]《精神疾病诊断和统计手册》（第 5 版）（2013 年）。

让原有的诊断作废。个人冲突其实是人际 – 情境冲突，个人只是其中的一部分。行为自有其功能，我们只有在将其与个人的整个情境背景一起考虑的时候才能真正开始理解其功能。这样做有助于我们更好地理解行为，而不是去给行为贴标签。

结合完形学派现象场视角来考量诊断过程，我们得到了如下结论：

① 任何诊断过程都应把重点放在描述和现象方面。

② 任何诊断都不应只局限在当下，而应当能关注更加广泛的情境。

③ 诊断过程中应使用过程性的语言（动词而非名词）来表现诊断的灵活性。

④ 任何一个诊断过程，都会受到一件事的强烈影响，那就是我们对所处情境和自身人格特征的解释。

⑤ 在我 – 它（I–It）的诊断过程中，我们要时刻秉持对来访者的我 – 你关系（I–Thou relation）态度。

苏珊来到了咨询室，向她的治疗师抱怨她对亲密关系的不满。她描述了她受虐待的成长经历，这使她失去了安全感，尤其是在表达强烈情感时。她僵硬地坐在椅子上，冷淡而麻木地描述着她的故事。在看起来要变得稍稍愉悦一点的时候，她往往戛然而止，好像咽下了一份呼之欲出的情感。当她谈到从儿童时期直至今日她都不得不控制自己的情感时，她的呼吸变弱，同时面色苍白。治疗师逐渐明晰由压抑情感的内摄信念所支持的回射过程，他接下来需要做的就是思考自己和治疗情境如何能缓解来访者的状况。

35

来访者如何"身进"

　　永远不要忘记你见到来访者的最初几分钟。第一次会面总是发生在咨询室之外——当你打开门或在候诊室接到来访者时——她的叙述随着她在这个世界上的生活方式与你的生活方式相遇而展开。

　　世界或许是由原子组成的，但它是用故事维系的。这些故事，其中包含了我们的身份、自我价值感、权利，以及我们能力所及与所不及的种种，被存留在我们的身体里。它们展现在我们的音调和音量里，展现在我们行走、移动、建立和阻断接触的方式（身体上及心理上）里，展现在我们呼吸、占据空间以及我们在每一种情况下所有的接触功能里。这一切都发生在来访者和治疗师之间。任何一个在听到他人经历时会感到内心沉重、眼睛泛潮的人都明白，倾听他人的故事远远不是鼓膜的共振而已。我们从来都不是孤立地使用某一种接触功能。如果缺少共鸣，或是来访者未能影响到你，则可将此作为一个信息。这可能是指向来访者、治疗师或二者的持久关系主题（见第 75 个关键点）的信息。

　　我们将关系的历程带入我们的身体。随着一轮轮创造性调整的迭代更新或沉淀固化，我们在与世界的联系中形成的模式逐渐展露。我大部分的个人叙述可能是未知的（Bollas,2018），这将塑造我当下的接触方式，以及我在任何特定情况下"身进"（body forth）这个世界的方式。人和环境在关系中彼此定义，与此同时也塑造了身进的程度和风格。

　　创造性调整并不仅仅包含"身进"这一种情况，也可以是一种"身退"（body back）。一个残障人士只能通过将环境调节到适应其残障的程度来完成预定的行为（Goldstein，1939）。具有躯体残障的人会重新组织其物理环境的接近性，就像有心理问题的人会缩减其现象世界的规模。"实际上那些重新组织受损的个人－世界关系的企图看上去才像是真正的心理问题"（Wollants，2008：66）。

为了说明"身进"可能的方式，让我们考虑在第一部分中讨论过的与接触的调节作用相关联的所有"可能"表述。

表35.1是一些十分简化的可能性，仅仅用来说明一个人"身进"的风格，而这一风格往往受到情境的影响。例如，如果治疗师充满自信，举手投足动作夸张，那么问题就在于，来访者展现信心和动作的空间在哪里。

表 35.1　来访者如何"身进"

一个人调节接触的方式	"身进"方式
内摄	接纳环境，当收到信息时有吞咽动作；对身体缺乏察觉；关注想要摄取的东西
回射	装备盔甲；以坚定强硬的姿态示人；呼吸轻浅；行动、静止时肌肉紧绷；目光冷酷无情
投射	讲话时手臂张开；挺胸；甩开腿走路，步伐稳健；呼吸有力但安静；目光穿过你而不是注视你
融合	双目凸起就像人想要和环境融为一体；体态"柔软"；消失于他们的环境中，如"躺进沙发里"；走路如太空滑步似乎没有阻力
偏转	坐立不安，容易分心；呼吸短促；动作迅捷；目光接触稍纵即逝

在以身体为导向工作时，采用情境方法的完形治疗师要面对西方普遍的文化世界观。从早期教育开始，大多数儿童就被教导"要超出人类自我的顶端而生活，要生活在理性和智慧的力量之中，不去接触……身体、直觉、感觉、情感、关系"

（Palmer，1997：9）。创设具身场对身体定向的治疗工作（如完形治疗）来说至关重要。支持来访者本人具身性的发展、在他们的身体过程和自我经验之间建立联结以及使用身体定向的方法学来使心理治疗发生改变，这些无一例外都需要这种支持性的场。这一方法挑战了当前的社会趋势，即虚拟的接触可以取代真实的接触，且用药物治疗缓解或减轻不愉悦的情绪而罔顾其意义。

　　具身治疗师需要知道如何获取或有能力发展出自我调整和快速有效地恢复平衡的能力。要在不崩溃的情况下进行调整，要在不被卷入的情况下感受情绪波动。"我们不仅要有辨别情绪的意愿，还要有良好的情绪调节能力"（Staemmler，2012：37）。这是在服务我们的关系，以及服务那些在隐性层面上通过镜像神经元系统和个人感观获取与使用我们资源的来访者。

36

觉察区域

我们不应把有意义的觉察与聚焦于自身的内省相混淆，有些人可能错误地把内省当作自我觉察，但实际上内省更接近于完形的自我中心。有意义的觉察是在接触边界上的自我觉察。如果我们对新奇事物持开放心态，那么整合了过去完全不同的觉察而形成的新完形就会诞生。"我们相信，意识本身是所有变革的先驱"（Nevis & Melnick，2012：29）。弗里茨·皮尔斯（Fritz Perls，1969）确定了觉察的三个区域（zone of awareness）：

① 内部区域（Inner Zone）——涉及内部现象，例如感觉、情绪、肌肉紧张或放松、呼吸、心跳和身体感觉。

② 外部区域（Outer Zone）——这涉及我们对世界的感知和我们移入（move into）外部世界的行为和动作。我们在此通过接触功能与外部世界相联系或打破联系。

③ 中间区域（Middle Zone）——包括我们的认知过程、记忆、想象、幻想和白日梦。中间区域是意识的内外部区域之间的中介。

体验式练习　（最好与搭档一起进行）

内部区域：从脚开始，慢慢将意识沿着身体向上移动，注意任何感觉、情绪反应、紧张。如果你感觉不舒服，坚持下去，加深自己的感觉。

外部区域：现在专注于你的外部世界。你注意到了什么？如果你和某人在一起，用 5 分钟与他们讨论你的外部世界，如果没有，记下关于你外部世界的笔记。

中间区域：位于内部区域和外部区域之间的中介位置。你认为这两个体验区域间有什么意义？

中间区域，又称中间模式（middle mode），它最大程度地整合／缓和了觉察的内部区域和外部区域，但它也具有控制和限制功能，并规避了创造性调整的更新，而保持了固着完形。通过留意其中的每一个区域，我们可以增强觉察，并且提升应对当前环境的能力及对我们所处环境进行创造性调整的方式。因此，我们可以改善与所感知到的世界的联系。在功能正常运转时，在三个觉察区域之间常有快速切换，并通过中间区域的运转来促进对于"是什么"的觉察。

为了展示我通过皮尔斯的意识区域的视角所看到的结构，菲利普森（Philippson，2017）讨论了咨询师发挥作用的三个层次，分别是：关注来访者（外部区域）、关注自己的体验（内部区域），以及与关系对话（中间区域）。后者指的是成长中的完形治疗师与他人进行主观互动，问自己这样的问题："在接触中发生了什么？在这段关系中我们变成了谁？"

完形学派的治疗师想要有效治疗来访者，就需要意识到他是如何在这三个觉察区域中起作用的。当一个人从一种觉察转换到另一种觉察时，在这些区域间流转的过程中，存在一种"攻击性的破坏和重建"（PHG，1951：67）。一种新觉察的诞生意味着旧觉察的死亡——这是健康完形形成的自然规律：出现的东西必将毁灭。在我们从背景中把前景释放出来以形成下一个相关完形的过程中，正是通过这种不间断的形成和毁灭过程才让我们保持与"现在"而非"过去"建立联系。

我们不是要改变不断增长的觉察而不考虑来访者的情境，在许多情况下，迟钝的觉察会很适合来访者，但如果这样的过程变成固着完形，又和来访者当前的情境不一致，那么就会产生问题。

坦娅在童年遭受虐待，但她依靠创造性的脱敏和回射来保护自己，她通过保护壳和减少与有害环境的接触而活了下来。她的这种做出创造性调整的能力在今天依然有用。她为应急部门工作，并且当她面对恐怖事态时，她有能力进入"应激模式"来做危机处理中所需要做的事。然而，在家庭生活中，她有些时候会疏远关心她的丈夫，特别是在亲密时刻。令人担忧的是，有时，她似乎在某些情况下对危险丧失了敏感性，例如当她深夜独自走回家时。

"兴奋"是环境充分支持接触时的标志。当人们感觉不被支持时，会焦虑/害怕，需要对接触进行调节。关键是提高来访者对当下可获得支持的觉察。否则，过时的、与场不一致的（field-incongruent）调整可能会持续下去。

37

新出现的关系主题

在第一版《完形治疗：100 个关键点与技巧》（2010）中，我讨论了移情和反移情的可能性，但将精神分析的移情概念引入完形中，充其量也只是部分成功，而因为咨询师扮演着专家角色，最坏的情况下甚至会导致来访者和治疗师之间形成阶级关系对立。传统的移情描述的是来访者将他们过去的品质、特质或整个人投射到治疗师身上的过程，随后来访者将"现实"视为扭曲的。如果治疗师鉴别出这种投射的内容并从中做出反应，这就被称为他们的反移情。"你把自己的态度投射到另一个人身上，然后说这个人让你有这样的感觉"，"对方有意或无意的意图会在你身上产生这种反应"的说法可能是对的（PHG，1951：101）。这说明存在一个被动接收的移情者和一个主动的投射者这样的关系，而完形治疗将治疗关系视为来访者与治疗师共同创造的现象场，在这一点上两者不符。还有一个困难是"移情的定义已经扩展到包含在治疗室内发生的一切"（White，2008：13）和在治疗室之外的普通互动，所以上述移情的定义变得不再具有实用性了。

鉴于以上内容与当代完形治疗有更强临床相关性的是雅各布斯（Jacobs，2017）提出的持久关系主题（enduring relational themes，ERTs）❶的概念。这些主题将是多向的，因为来访者和治疗师都把他们特有的行为模式带到咨访关系中，再加上如第 31 个关键点所讨论的，治疗空间本身会影响会面，一系列影响因素的结合形成了治疗师和来访者在当下的感知现实。这种情况往往出现在来访者和治疗师之间的

---

❶ 第 75 个关键点将进一步讨论持久关系主题。

第一次接触，并总是在咨询室外。因此我采用了雅各布斯对于治疗师的初步印象的概述：来访者和治疗师同时使用他们的接触功能。

我将提供一个从我的实践中得出的传统的或新兴关系主题的简单示例：

在我市中心诊所的门上有一个密码锁，我给了来访者密码，让他们自己进来，并说我会在候诊室等他们。吉尔在开锁上挣扎了很久，不得不在外面一直等到我出现，她再三道歉并说："是我的问题，我对这样的事情太绝望了。"另一位来访者扎克也在和锁作斗争，但他的反应却截然不同，他说锁打不开，声音里透着愤怒。在锁上的挣扎使瑞秋消极地说，我可能给了她错误的密码。随着治疗的发展，吉尔在情绪激动时习惯道歉，并且收缩身体，在咨询室里尽可能少占据空间；而当扎克开始否认责任，并告诉我他的妻子需要改变时，他则是把自己摊在沙发上，声音强而有力。

虽然我们要小心不对单一的行为或几个明显相关的行为赋予过多意义，但上述例子可以为一个人的行为方式提供线索。但与以往一样，我们需要考虑任何行为发生的情境。在开始治疗关系的情境下，不要有任何先入为主的印象。我发现，时刻提醒自己来自精神分析学家的箴言"咨询室里应该有两个焦虑的人"是有用的（Bion, 1962）。在上述例子中，瑞秋的反应可能更多是出于焦虑，因为在我们的治疗中，她并不存在"习惯性地将责任归咎于他人"的行为模式。

体验式练习

花点时间考虑一下你的咨询关系风格，以及这可能会如何塑造别人看待你的方式。虽然每次会面都是独一无二的，但你的咨询关系可能会有一种模式，这种模式会被别人以一种特定的方式看待。这些问题可能会对你有帮助——别人通常如何看待你？你有哪些角色？你会如何描述你的性取向？什么样的角色最适合你的年龄？我还建议你从别人那里获得反馈——毕竟我们正在探索关系主题！

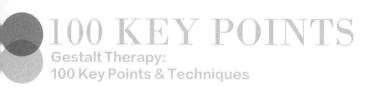
38

规划治疗旅程

处方治疗计划不符合完形治疗方法论，但这并不是说完形治疗就没有计划。基于描述性、现象学的评估和过程诊断的可能治疗策略和干预措施的灵活计划，考虑到来访者过去形成和当下出现的治疗关系模式，这些为完形治疗计划提供了基础。我们要根据评估和诊断的过程来制订治疗计划。完形中的治疗计划考虑的是治疗过程，计划不是根据治疗师对健康的概念制定公式化的统一标准，而是在与来访者的对话以及他们在各自领域的关系中产生的。

在这个规划过程中，我们需要理解，在来访者治疗旅程中未来的曲折变化需要我们对规划的路线进行重新评估。治疗的早期可能展现出一个特定的治疗立场，而之后需要使它适应于对持续成长的促进。例如，一些来访者起初并不欢迎治疗师的存在，但是随着治疗关系建立，这可能成为来访者及其在治疗室外关系的成长点。

误以为完形治疗都是关于当下的，可能会忽视记忆和计划（也就是将过去、现在和未来联系起来）的重要性（Goodman，1994）。治疗师和来访者不会在没有制订未来计划的情况下就踏进咨询室。我们在提供治疗时，还要考虑到更广义的场所。在许多场所，诸如英国国民健康服务机构、慈善组织或通过保险公司提供的治疗通常是有时限的。在不承认治疗场所限制的情况下继续治疗是不负责任的。

承认并强调风险因素，以及对不同风险干预策略的觉察，是特别重要的一个方面。与来访者应对这些风险的独特经验相结合而产生的治疗计划，可以为最小化这些风险提供支持。

在制订一个共同冒险的治疗计划时，治疗师要尽可能地考虑到他自己的个人文化影响和偏见，这些影响和偏见会影响他们进行诊断、评估和提前计划的方式。过去的文化背景将塑造现在的文化形象。我在有着殖民主义历史的英国出生和长大，这种优越感将一直存在于我与遇到的来自曾经被英国殖民的国家的来访者的关系中。与文化差异打交道是生动、充满活力的，但当我们站在不同的立场上，我们会看到和感受到不同的视野。文化隔离可能会给对方造成伤害和羞辱，尤其是当来访者和治疗师之间存在隐性的权力关系时。虽然文化盲点可能无法完全解决，但肯定也不能对此置之不理。治疗师积极参与督导、个人体验、长期专业发展培训和阅读文献对此都是有意义的。

到目前为止，我在宏观层面讨论了治疗计划，我们可以将其视为处理潜在问题的首要方法和治疗中灵活可变的大方向。但较长的治疗过程中也包含着较短的过程和步骤，因此在微观层面上，治疗师可能需要在一个疗程中或在同一疗程中短暂的连续时刻改变他们的立场。

举个例子：一位完形治疗师注意到，当她的来访者谈论到在与儿子的关系中他应该做些什么时，他眼睛开始湿润，面部肌肉轻微紧张，呼吸变浅，语调也降低了（评估）。考虑到来访者的身体反应，这位治疗师假设来访者可能正在对内摄的想法做出反应，并可能正在经历一种羞耻反应（诊断）。她温柔地邀请他使用眼神交流，巧妙地询问更多关于他与儿子关系的故事，同时一边使用自己的身体反应作为晴雨表来指导自己如何询问，一边思考在哪些时候来访者的内摄需要被挑战。但在这之前，首先要建立治疗关系基础（治疗规划）。

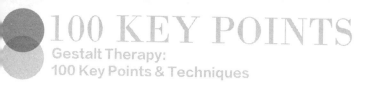

39

评估自杀风险

正如前文所强调的，许多读者都带着个体主义的视角，因为文化不仅仅存在于表面，而是内化于我们并塑造我们的体验。比如我们认为独立自主、自食其力和坚韧等品质很重要，而脆弱、抑郁、软弱等一些特征通常是可耻的。"难以提及和无法表达的东西被反刍，变成内疚和无价值的感觉，而死亡是唯一可行的逃避"（Perls, 1992: 819）。我更愿意用"羞耻"代替劳拉上面所说的"内疚"，并且认为她所说的心理活动要比单纯的"反刍"更为复杂；但劳拉所表达的人际接触边界僵化和刻意压抑自己的过往是我们研究自我伤害的核心所在。自杀意念和自杀意图形成于自我、环境和更广泛的情境（包括文化根基）之间，就像羞耻感在孤立中得到维持，如果这种孤立的过程持续并加深，自杀想法也会随之变成意图和行动。这就是我会直接和公开地询问一个人是否有自杀想法的原因之一，如果有这样的想法，接下来就用现象学来探究问题是什么以及如何导向。大多数人在我对他们的自杀欲望进行现象学探索时感到宽慰，这使我们看到了其不想自伤或自杀的"部分"隐含在他们最初走进治疗室大门的动机当中。

在很多方面，评估对自己或他人的风险与前文提过的评估过程是相同的。关于自杀想法的问题不需要以"清单"的方式提出，而可以在来访者和治疗师之间的对话中出现（包括非言语和言语对话）。下面是一个例子：

杰弗里是一位中年商人，他穿着细条纹西装，第一次来接受治疗。虽然他保持着注视，但眼睛微微向下看，看起来他似乎是在向内看，同时又排斥他现在所处的环境。他的身体很紧张，下巴紧绷，他告诉我他的"力量"，以及他真的不需要待在这里。"我想这对你来说很困难。"我回应说。我看到了一种更接近于好奇的眼神，并且那个眼神略微柔和了下来。"你是什么意思？"杰弗里问。我简单地陈述了我看到的冲突，"表现坚强和寻求帮助，这二者的组合对你来说似乎是艰难的事"。他点了点头，肩膀微微下垂。沉默之后，我选择了一种大胆的询问，"杰弗里，你能告诉我你曾经想过自杀吗？"他抬起头来，一开始很吃惊，然后叹了口气，犹豫地说他经常这样想。我注意到他的细条纹西装似乎有点皱了。这已经为对杰弗里的自杀想法进行现象学调查奠定了基础，尽管很难让他描述他的冲动，但他明显解脱了不少。随着几个星期过去，他分享了更多关于自杀的想法，而他采取自杀行动的风险减少了。以前从来没有人问过他这些问题。

（Mann,2013:334）

在调查风险行为的过程中，我们需要监控自我和他人之间发生了什么，而非始终停留在关系的一极。在上述例子中，我和杰弗里的接触方式发生了变化，这似乎一定程度上允许我询问他是否考虑过自杀。在其他领域里，询问自杀意图或想法是一种禁忌，但当风险行为的迹象出现时，就包容自己的好奇并开口询问吧。不过同样要注意，有许多方法可以让我们在不提问的情况下促进和扩展表达，我们的目标是探询，不是审问！我认为我们需要把现在与过去和未来都联系起来，所以关注风险行为的历史是风险评估的一个重要组成部分，否则我们会将自己限制在时间的泡沫中。我并非主张过于"考古"，但历史揭示了来访者的信息和模式，不仅呈现出风险因素，同时也表明了来访者如何成功地、创造性地适应过去的环境。

最后，我想总结一下，在精神病学和心理治疗更广泛的领域中，存在大量有关风险评估的评估方法，例如患者抑郁筛查量表［Patient Health Questionnaire (used for assessing depression），PHQ-9]、心理健康常规评估的临床结果 [Clinical Outcomes in Routine Evaluation (Mental Health),CORE]、自杀风险五步评估分级法（Suicide Assessment Five Step Evaluation and Triage,SAFE-T ）。虽然这些方法可能不完全符合完形治疗的方法论，但我们不应低估这些在治疗领域常见的评估方法。值得记住的是，自杀想法、意图和行动常常表现为与个人处境中存在的支持可能性脱节。作为治疗师，我们不需要用"这不是完形治疗"的错误想法来将我们自己与支持性的材料分离开。

Part 3

第三部分

治疗之旅：
完形的三支柱

3.1 探索来访者的情境或场

40

情境、场、生活空间、生活世界

在完形治疗中，"情境""场""生活空间"（lifespace）和"生活世界"（lifeworld）几个概念的使用是可以互换的，这导致了一些混乱和误解，"场"这一术语具有多重含义并且被随意使用也加剧了这种混乱（Staemmler，2006）。这是我更喜欢"情境"一词的原因，它更为平常、更易理解，而且我们都处于世界这个情境中。但"场"这一术语在完形治疗中被普遍使用，所以我将交替使用"情境"和"场"这两个词。文中提到的术语"生活空间"和"生活世界"，你可能会进一步学到它们。我只有在引用其他术语时才会提及它们。

那么我们所说的"场"和"情境"是什么意思呢？有必要强调一下，我所说的是一个现象学的场和情境，场的体验存在于个体与世界之间，并且在个体与世界相互接触的方式中形成。请注意，我在这里指的是"他们的世界"，因为每个人都会从一个独特的情境中接触到他们的世界，这个情境被不同的经历、历史、观点、认知、文化和亚文化影响。我的经验的现象场是在相遇中产生的一系列可能性，无论是与个体、人、事物还是想象、梦想的相遇。任何与我们的现象世界相关的关系都是即时的，不可能是静态的。虽然从哲学上讲，我们可以认为存在一个没有人知道或感知的场（Marrow，1969；Staemmler，2006）但是承认多重现实的存在并且在此之下这个场或者这个情境是无意义的，只具有临床价值，因为我们不能将一个场和情境从它的感知者中分离出来。我们也不能将这个感知者从更广泛的关系领域中分离出来，因为更广泛的关系领域中有共享的领域，这些共享的领域会被不尽相同地感知。

完形治疗方法中整合了库尔特·勒温关于机体－环境场的理论，这一理论也是当前完形治疗的核心，主张行为是关于个体和环境的函数。勒温（Lewin, 1952）提出，应当将个体和环境视为独立因素的整合。他将这些因素的整体称为场、情境或生活空间。由于完形治疗师认同这种世界观，那么，治疗师必须应对的场就是来访者的生活空间，并将行为嵌套到情境之中。一个"场"是任何特定时刻的整体影响，可以使行为在当前的表达中被理解……因为这种行为是情境性的（Gaffney, 2016:236）。

马洛（Marrow, 1969:39）使用"生活空间"一词，用图将个体的场表现出来，如下图所示（E= 环境，P= 个体，L= 生活空间）。

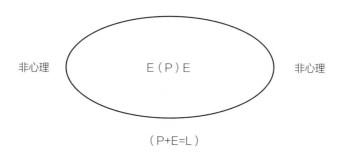

图 40.1　生活空间

在图 40.1 中，个体的现象世界用椭圆内的范围表示，接触边界用（P）的括号表示。正是在人和环境之间的关系中，个体定义了他们的现实。"非心理的"指哲学上我们会怎么想，因为"真实"的外部世界是不可知的。我们生活在一个主体间（inter-subjective）的世界。如果我们接受勒温的理论，要理解他人就需要对他们对环境的主观感知持开放的态度，这样我们就成为有机环境的一部分并影响环境。为了理解一个过程的动力，我们必须了解有关情境的整体性，及其所有要素和特征（Lewin, 1935:31）。

承认完形治疗中使用和滥用很多可行的导图是一把潜在双刃剑的同时，帕莱特

（Parlett, 1991: 69–81）建构并整合了勒温的成果，将场论重构为五个原则，而且这五个原则相互联系：

（1）组织性原则——所有东西都是相互联结的，任何某一方面的意义只能从整个情境中获得。

（2）当下性（contemporaneity）原则——当下场域内影响因素的集合可以"解释"当下的行为。我们关心此刻场域的情况，而非过去或未来的事件。

（3）独特性原则——每一个个体 - 情境场域（生活空间）都是独一无二的。个体会建构意义，而且任何概括化都是不可信的。

（4）过程变化性原则——场域处于流动的持续状态之中，没有什么是不变的。因此，我们需要警惕分类化的趋势。

（5）可能相关性原则——场域中的每一个部分都影响着场域，因此任何部分都不可以被视为无关而排除在外。所有部分都可能很重要。

上述五个原则就像手上的五个手指，它们协同工作。即使在一个似乎只涉及一个手指的动作（比如用食指按门铃）中，其他四个手指仍然参与了这个动作，它们会为食指腾出空间。

相信并遵循场论的原则，观察整体情境，并悦纳生活空间并不简单。想要做到这些，需要将整体范式从割裂的个体世界观转变为一个更加广阔的互相联系的世界观。但是，这种转变是实践完形治疗所需要的。

41

共创性和暂时性

当你读这本书的时候，一个共同创造（co-creation）的过程正在发生，我们正在一起创造现实。你和我，以及你我之间发生的事情创造了这个现实，虽然这可能只是表象。现在在你周围，在你出生以来的整个生命历程中都有各种人和事物，以及这些人和事物之间不断变化的关系。你我的经验塑造了我们在共同创造的舞蹈中相遇时的形象，无论我们跳的是探戈、华尔兹、战舞，或者你甚至不想从座位上站起来，这只是我们互动的形式。关键是我们共同创造了我们的世界，我和世界互相接触，也相互改变。

从现象场的角度来看，我的存在取决于我与世界的接触。只要我们还活着，就不可避免地与我们的世界接触，我们只能选择接触程度以及我们如何调节接触。在我们遇到的多重关系中，这种给定的关系不可避免地导致我们各自感知的现实是共同创造的。无论是遇到治疗师、邮递员还是在街上散步，情况都是如此。

我们可能会认为思想、感受和知觉属于个人，这是一种普遍的误解，并导致整个心理治疗方法建立在西方文化幻想之上。在完形治疗中，我们把这些品质看作在关系之间的空间中出现的突发现象，这意味着它们是在当下被共同构建的。这一观点从围绕镜像神经元的神经科学研究中获得了相当大的支持，它偏离了个体心理学的观点（Keysers，2011；Schore，2011；Cozolino，2017），认为这种运动通常是双人心理学的形式，而不是真正的情境心理学。

从出生到死，一切都是暂时的、反复无常的。我们都生活在这个世界上，我们都把自己的处境带到我们在世界上的每一次相遇中，包括我们的历史和我们对未来的渴求、希望和恐惧。因此，当我此刻与其他人见面时，在接下来的时间里我们时时刻刻都在改变。我经常听到来访者表达想要从痛苦或困难的经历中"脱离"的急切渴望。然而，尽管我们可以通过创造性调整的过程将经验排除在我们的意识之外，但我们做不到完全抛弃它。我就是我的经验的产物，我的经验被携带在我的身体里，我过去的经历直接影响着我现在的经历。当下的生活包含着过去和未来的厚度（Merleau-Ponty, 1962:275）。在我生命的每一刻，我都带着我过去和未来的期望。

　　我们的阻抗是在关系中产生的，也只能在关系中进行修正。我们互相塑造了彼此接触和阻抗的水平。"我们经验世界的范围和局限性在与他人经验世界的互动中不断被塑造"（Jacobs, 2007:15）。在这个共同创造的过程中，我们确实创造了彼此的世界。

　　我在一家咖啡馆里写下这个关键点的内容，随着午餐时间的临近，这里变得非常忙碌。我原本可以趴在桌子上，把我的包和外套放在我旁边的椅子上。一对夫妇现在礼貌地邀请与我共用一张桌子，这打断了我的心流体验，我的空间被削减了三分之二，我感到有点愤怒。然后这对夫妇开始分享一个烤三明治，这触动了我，因为这使我想起了40年前自己的一段和谐的恋爱关系。然后我们就这个店忙碌的生意小聊了几句，显然，我在适应新环境的时候，他们也想有更多的空间。知道这一点，我的愤怒平息了。

　　在上面的例子中存在一定程度的灵活性和适应能力，因为我开始理解这对夫妇的立场，他们似乎也很赞同我的想法。如果我们保持严格的接触边界——我有权使用我所拥有的空间，这对夫妇有权拥有他们的座位——那么我们可能会共同创造一个完全不同的结果。现实不仅是在个人之间创造的，也是在组织、机构、国家等之间创造的，在这个过程中各种复杂的条件都会影响会面。在接触边界上共同创造的现实取决于各方接触边界的灵活性和始终能够保持交流态度的程度。如果不能做到这一点，而只是对现实保留单一看法，结果则会比互相泼咖啡严重得多！

42

作为当下情境的治疗环节

来访者最初通常会带着他们认为自己存在的问题来接受治疗，有时他们认为问题存在于他人身上，但问题总是与他们所处的情境有关，他们是其中的一部分，而治疗师也成为其中的一部分。为了充分理解这些观点之间的不同有多么深刻，我们需要从一个现象学的视角来看待它们。我们不只是处于一种情境中，我们是情境的一部分。古德曼（PHG，1951）概述了有机体"场内"和"场外"之间的区别，因为有机体不是生活在环境中，而是依靠环境生活。我们无法将自己与自己的情境分开，但我遇到的来访者经常犯的一个错误是，他们将治疗视为"不属于现实世界的一部分"。然而，在来访者和治疗师之间存在着一种不同的关系体验，"它形成了一种独特的、不可重复的关系……在这种关系中，过去的模式为了改善这段关系而被发展起来"（Spagnuolo-Lobb，2010：41），当遇到新的关系体验时，来访者有机会在更广泛的情况下尝试新的存在方式。

来访者在治疗过程中的人际关系世界与他在治疗过程之外的人际关系世界是截然不同的。尽管每次治疗会面都是独一无二的，但不同情况下有不同的关联模式。我们可以称之为性格特征或人格——它是我们的重要组成部分。在最糟糕的情况下，人格可能导致僵化和失去健康灵活的关系模式，并将创新性放逐到无意识的领域，而只与熟悉的事物保持联系。当来访者进入治疗会面的新情境时，与过去情境相关的风格元素会被带入当前的会面中。由于患者进入了新的治疗阶段，他们已经改变了部分情况，如果一个人的部分情况发生了变化，那么他们的整体情况就会改变。此外，正如沃兰斯（Wollants，2012：25）所断言的那样，"如果一个人正在遭受痛苦，他就是在承受他的处境和他与世界互动带来的痛苦，因此他的处境也会反过来承受他所带来的伤害"。

　　一个人会将其"场"的各个方面具象化，如果他们遇到一些"沉重"的问题，例如经济压力或人际关系问题，这可能会表现为他们看起来身体沉重，如果他们因为被生活中重要人物反复打击而感到脆弱，他们可能会显得虚弱或容易崩溃，相反，他们可能会用身体武装来对抗感知到有敌意的环境，并保持这种固定的姿态，拒绝从他们所处环境的积极方面获得营养。注意到躯体具象化表现是一种非常重要的治疗技能，治疗师可以思考这与来访者的问题之间有何关系。

　　治疗师的好奇心是治疗情境的重要组成部分。当我面对一个在他们的处境中经历挣扎的来访者时，有很多地方值得好奇。作为治疗师，我们需要将我们的询问和／或好奇心（可能不会被表达出来）"瞄准"来访者。勒温（Lewin，1936，1952）指出提问者的兴趣组成了这个"场"。我不想用一些明确的问题来限制你的好奇心，但下面的问题是我感兴趣的：

　　我能从这个人在当下建立和中断接触的方式中找到什么意义？

　　这与她遇到的问题有什么关系？

　　我如何受到这个人的影响？我认为我会如何影响他？

　　什么形容词最能描述我们目前的关系？

　　我们对他人与我们相处方式的反应，以及他人对我们的反应，为我们提供了我们需要的所有原始数据。这种反应将从我们第一次见面的那一刻开始，以彼此身体接触的方式展开。

　　与艾萨伦在20世纪60年代的个体主义方法论相比，近些年弗里茨（Fritz，1973）更加同意勒温的观点，即一个人的行为始终是整体情境的函数，治疗师需要了解整体情况才能有效地工作。

43

场组织需求以及需求组织场

  我改变了本书第一版中这一个关键点的标题，目的是强调无论人还是情境都不是主要的。需求和经验是在一个人和他们的场之间创造的。

  一名徒步旅行者正处于富有挑战性的路途中，真切意识到空水瓶正时刻提醒着他已口干舌燥。他碰巧来到一条湍急的小河边上，便欣慰地在急流的河水中大口啜饮。河的对岸，一名渔夫正在钓鱼并观察着河水，仔细关注着可能上钩的大马哈鱼。一名生态学家测量着河水的深度和流量，以便评估水平面是否已经下降，以及利用水能的可行性。与此同时，一名划独木舟的人正在穿过这条小河。两个小孩子在河岸的阴凉处戏水，母亲注视着他们，为能从他们旺盛的精力需求中获得片刻解脱而心存感激。由于需求不同，人们对同一条河流的感知截然不同。但我们不要忽视一个事实，这是一个双向对话，这条河，也就是人们所处的情境也会给人们"回复"。

  我们基于某一刻的需求创造了我们环境的映射。勒温（Lewin, 1936）给出了一个例子，与上一个例子非常像，是关于战争时期的士兵与和平时期的农民，基于需求他们是如何看待相同的玉米田的。他们的做法与其当前需求有关，这种需求会被过去的经历影响。例如，徒步旅行者可能有河水中毒的经历，于是宁愿忍受干渴，或者那位母亲可能通过一个内摄信念不允许自己享受离开孩子的体验，这个信念便是，这种疏忽大意会让她成为一个坏妈妈。这说明，在某个特定的场，会出现某种特定的体验；因此，经验是当前的"场"出现的一种现象（Francesetti, 2015:6）。

自我觉察不是一种内部状态，而是一种情境事件——严格来讲，它是自我作为过程的觉察（self-as-process-awareness）。在我给出的例子中，任何个体如果进行自我觉察，他们都会意识到其"现象场"的具象方面影响着他们当下的功能。例如，皮划艇运动员根据河流中不断变化的水流改变方向和平衡。他们的过去和预期的未来会对其行为产生影响，但是具象的需求正是从当前场的当下动态发展（其中过去和未来是一个部分）中显露出来并组成场域，与此同时场对比作出回应。

当我们遇到来访者时，我们需要了解他们如何组织他们的场以及是什么使他们以这样的方式组织他们的场。

黛博拉小时候曾被一个"叔叔"虐待过。一年前，一名男子在街上威胁她，使她的创伤被"重新唤醒"。在过去的一年里，她一直对男人感到焦虑，她和丈夫的关系也恶化了，因为她变得易怒，害怕亲密关系。当她的丈夫试图触摸她时，她会本能地远离他，如果他试图抱住她，她就会抱住自己。因此，他放弃了身体接触，他们也不再有性生活——黛博拉感到被拒绝了。在外面，黛博拉变得孤僻，只会偶尔和两个女性朋友交往，而以前她很爱交际。她越来越避免与男性接触，并在男女混杂的工作环境中感到焦虑和恐慌。尽管她的经理彼得似乎很理解她，她还是感觉与他的接触也越来越令人焦虑。她曾多次请过病假。黛博拉过去去哪儿都走路，但现在只能开车出去。她显然需要通过避免与他人，尤其是男性的接触，来尽量减少自己的焦虑，但这一方法让她更焦虑了。一想起她叔叔的虐待行为，她的恐慌症就会发作。她之前的心理支柱——与丈夫和朋友的接触、爱好和散步——现在被她认为是压力的来源。

黛博拉重新组织了她的场以应对近期令她不安的创伤经历。她的关系场也在进行重组，例如，她的丈夫放弃了身体接触。一段经历重组了这个场，这个场进行了

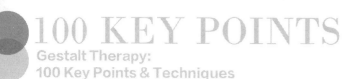

回应，那么一个新的体验形成了，这个过程会一直继续下去。在黛博拉的案例中，她正在围绕她"回避"的心理需求来组织场，以尽量减少她的焦虑，但这是行不通的。尽管需求重组了这个场，我们也需要理解他人的需求，但试图孤立地研究这种需求是错误的。在完形疗法中，我们需要对整体情况进行评估才能有效。

44

情境的本我

你有没有去过一个你未曾去过但是很适合你的地方，或是一个不舒服但很熟悉的地方？当我们第一次走进我们现在居住的房子时，我和我的妻子就体验到了一种"就是这儿，没错"的强烈感觉，尽管我们都没有特别关注中介的描述。我们感到自己被拉向房子，好像这个环境选择了我们。有一种气氛似乎在和我们俩说话，从前门走了六步，我们彼此没有说话，甚至没有互相看一眼，但我们都和这个环境进行了一种对话，并知道这是我们想住的地方。

我们几乎都可以辨认出环境的个性或性格，但保罗·古德曼引入了一个概念，他认为内驱力起源于环境，而不是起源于人，他称之为"情境的本我"（PHG，1951:403）。吉恩-玛丽·罗宾（Jean-Marie Robine）在讨论这种情况时扩展了古德曼的想法，认为在感觉出现之前，"一种情境已经开始建立，并将为即将出现的人物奠定基础"（Robine,2011:110）。这对我来说意义重大，就像我们的房子需要坚实的基础一样，任何新出现的图形如果要拥有良式，也需要有坚实的背景，但我们确实需要与我们遇到的情境"对话"，以确保背景足够坚实，能够维持住图形，使它们不会轻易崩溃或消退。

与情境相似的是气氛。在我们找房子的过程中，我和妻子参观了许多不同的房子，这些房子讲着不同的"语言"，具有许多不同的"感觉"，我想你可以在不同的情况下回忆起类似的各种经历。每一次治疗中双方的相遇都带有一种氛围，一种既不位于咨询师也不存在于来访者身上的感觉，但暗含在他们之间的空气中。气氛不属于任何一方，没有人把它带到情境中，它是一种属于情境的共享氛围，围绕着每个人，同时存在于他们之间。因此，会面的气氛是每个人创造的意义（Tellenbach，1983），被描述为"注入特定（生活）环境的主体间和整体感受"和"模糊的实体"（Francesetti & Griffero, 2019），这与罗宾对自我情况的描述相匹配。

这对于咨询治疗的具体细节意味着什么？我的想法是，如果我遇见一个已存在的情境并将其体验为舒适的，而我的来访者对"相同"的已存在的情况体验为痛苦的，我需要努力了解我们对此的两种不同反应情况，并试图从情境的本我中了解它们是如何形成的。在之前担任完形治疗师的角色中，我的立场是试图了解这个人如何理解他们的世界以及我们之间发生的事情，同时不要过于重视我对现实的看法。我们都处于一个情境，这个情境以不同的方式"回应"我们。回想一个被诊断为精神分裂症的人的工作以及在社会中的意义，他的行为被认为是奇怪的，而作为治疗师，我处于高权力地位，我的现实感在更广泛的范围内得到了更好的支持，这被认为是"正常的"。我关注的不是这个人内部发生的事，而是在我们所处的情境中我们之间发生的事。偏执、妄想、触觉、听觉和幻觉是他与他的世界之间的关系中的现象，我也只是其中的一个图形部分。在我们一起的七年里，我的立场是，这些情境是已存在的情况，而不是来自我的来访者，因此这些"症状"会随着会面次数的增加而显著减少。有趣的是，当我从我们的治疗中走出来时，我经常反思我的工作系统的疯狂和我自己的疯狂之处！

45

关系领域的支持

从情境的角度来看，支持被定义为促进、支持和维持当前正在发生的事情的条件。一个健康的图形需要一个健康的背景（或至少一个足够健康的背景）去发展。来访者和治疗师的任务是用健康的支持替换不健康的（例如自虐的）支持，并在此基础上提高对图形产生的背景的认识。通过这样做，我们能够鼓励和支持在来访者的图形经验和背景之间形成更自由、更一致的关系，增加与他们当前场的联系。

在进行以下练习之前，请花点时间考虑一下在你的日常生活中支持你的元素。

╭┈ **体验式练习** ┈╮

画一张关于"你的支持"的地图，包括所有类型的关系：人际关系、爱好、兴趣、活动、挑战、退缩，以及任何其他可能适用于你的支持。现在考虑每种潜在的支持在什么情形中变得更不具有支持性，或成为压力，例如，与朋友保持联络的需要有时候可能会变成一种负担。然后考虑什么最能在身体上支持你：富有营养的健康食品、脚下的坚实地面、具有支持性的家具、锻炼、充足的睡眠、温暖、一个健康并且令人满意的环境。你可以建立你的支持吗？

从场的视角来看，对一个情境中的人有支持性的事物，在另一个情境中未必具有支持性。在微观水平上，当一名下班回家的教师看到她3岁大儿子的那一刻，可能会感到支持也可能不会，这取决于那一刻她的场的情况。如果她为第二天即将被评估的课程而心事重重，那么她此时的感受可能就完全不同于另一种情境——她刚刚度过顺利的一天，学校假期刚刚开始。在宏观水平上，特定的文化可能更加支持具身的方式，而另一些文化将支持认知的方式。从这些例子中我们可以看出，支持或缺乏支持可以像第一个例子那样更加具身化，或者像第二个例子那样嵌入我们的背景。完形治疗师需要考虑，何种联结/联结丧失会导致丰富的图形形成且可能会增加情境内的相互联系（Lee & Wheeler，1996）。

我们的生活不会脱离大环境，我们依赖更广泛的场的健康来保障个人的健康。因此，完形疗法"不仅重视对个人的支持，而且重视对环境场的支持"（Lee，2004a：25）。由于目前的环境危机，我们作为人类与物质世界之间的相互依存关系从没有像现在这样清晰。当探讨到环境危机时，李补充说，"我们必须找到支持自我和环境的整体解决方案"，但无论是在我们谈论地球时，需要在工作中表现自己时，或者在生活中达到适当的平衡时，同样的原则也都适用。

如果一个人的处境中缺乏支持，他就会体验到焦虑，因为这个人的基础不稳定，他需要做的是远离焦虑，而不是留在那里去发现它的意义。虽然技术的奇迹使我们能够跨越各大洲进行联系，而你口袋里的智能手机可以作为一种灵丹妙药，以应对新出现的不适或焦虑感。我们生活在一个几乎可以立刻在瞬息万变的文化中获取一定程度的满足感的时代。在这样的文化场中，来访者常常为当前问题寻找快速的解决方案而来到治疗室就不足为奇了，而这些问题是在由创造性调整所支持的复杂经验中长期形成的。尽管呈现出来的问题可以被处理，而且短期来看这可能是支持性的，但从长远来看，为了达成改变，需要解决那些对所呈现出的问题有支持作用的点。处理这样沉积已久的问题，不能仅仅通过思考来解决。我们需要创造一个"具身的场"（embodied field）。如果一位来访者以一种脱离实体的状态闯进治疗室，完形治疗师应该关注这位来访者的存在方式正在对她的身体反应产生怎样的影响，并邀请来访者也这样做。

　　过去，完形治疗自认的短板在于，不能建立足够的关系基础来支持挑战或宣泄 ❶。比如"图形治疗"看上去令人印象深刻且富有戏剧性，但是缺少足够的基础支撑，不会发生有意义的改变。促进愤怒的宣泄表达已被证明能使这种行为持久化（Staemmler，2009，2012）——治疗师需要注意他可能支持的内容。还有一种二分法的观点认为健康是从环境支持到自我支持的运动（PHG，1951），它更多地在阐述个体主义文化而非健康的生活方式，对依赖过分敏感而忽视了依赖也可能是支持疗法中的一个发展阶段。

　　作为治疗师，我们需要得到足够的支持才能支持我们的来访者。我们需要很好地学习我们的理论，寻求专业的支持（如临床督导）和及时了解最新研究进展，同时在远离治疗情境的情况下参与支持。如果我们过度工作或不给自己的爱好留时间，那么我们对这个场就存在一定程度上的自我忽视。

　　支持是一个宽广的领域，想要对其分类，考虑以下三个领域可能是有用的：什么支持着来访者？什么支持着治疗师？什么样的支持是当前情境所需要的？

---

❶ 有一个 20 分钟的弗里茨·皮尔斯和一名叫"葛罗莉亚"（Gloria）的来访者的完形治疗的视频会晤被录制下来，至今仍被作为完形治疗的范例。正是这部 20 分钟的影片导致对于这一方法的错误印象和误解。

46

羞耻作为场的功能

我在想"支持"和"羞耻"（shame）是否应该以相反的顺序出现，因为支持可以成为羞耻的解毒剂。但是羞耻是由于缺乏对某个人情境性的支持而产生的，甚至会发展成有害的羞耻感，个体会感到不被接受、有缺陷、能力不足、一文不值。

在讨论羞耻之前，我们需要将其与内疚（guilt）区分开来。内疚与行动或与采取行动的想法有关，例如报复行为，而羞耻是一种存在状态。简单来说，内疚是"我犯了一个错误"，羞耻是"我就是一个错误"。羞耻感表现为多种生理过程，所有这些过程都以尽量减少与当前场的接触为特征——浅呼吸、避免目光接触、肩膀下垂抑制呼吸、脸红、口齿不清、心理麻痹。羞耻感可以深刻到感觉像是只属于这个人，它被牢牢地锁在他们接触的边界后，但与其他"内部"体验一样，羞耻感是一个"场"。羞耻感是在一种情况下产生的，并且会在缺乏足够支持的情况下持续下去。羞耻是在关系中创造的，在孤立中加深，所以只能在关系中消除或改善。羞耻是场的主要调节器。

羞耻总是以个人和他们的场之间的破裂为标志，这可能发生在生活中的任何时候，但如果在足够好的教养的基础上，羞耻经历就不太可能根深蒂固。李（Lee，1995，2007）所说的"根深蒂固的羞耻"是在孩子和他们的场之间发生了深刻的破裂。然后，孩子会一次又一次地向不存在支持或之前拒绝他们的情境求助。孩子需要使他们的环境安全，但该场存在错误，为了做到这一点，他创造性地调整，通过让自己犯错，从而在当前环境中保持必要的安全错觉。在这个过程中，婴儿在与世界接触时感觉难受的地方形成了场内摄，重要的是要注意这是一种压倒性的感觉，而不是认知过程。"羞耻束缚"（shame-bind）就会这样形成

（Kaufman,1985,1996;Lee,1995;Lee & Wheeler,1996;Wheeler,1997），即当一个人的经历触发了羞耻反应，并可能采取一种基于羞耻束缚的情感、需要或驱力的形式。随之而来的是，当这个人体验到情感或需要时，会立即触发与将该需要或情感视为不可接受甚至危险的场相关的羞耻感。在成年期，过去的人际关系破裂的阴影会在一个具象化的过程中被感知到，而当前可能更有支持性的场因为与当前情况的接触被最小化了，从而被降级到无意识的领域。

治疗师的主要任务之一是追踪来访者并调整治疗关系中可能的羞耻触发点。这不是一件容易的事，因为治疗师很可能会遇到抵抗接触羞耻感的防御。这些对羞耻的防御是为了创造一种关系距离而构建的，并且可以表现为对治疗师的愤怒、嫉妒、夸大或蔑视。即使在来访者推开治疗师时，与来访者保持良好关系也很重要。正如乔伊斯和西尔斯（Joyce & Sills,2018）所概述的那样，危险在于治疗师会因触发他们自己的羞耻反应而导致防御，进一步退出。

考虑被表达的与愤怒相关的反应背后的原因可能有助于使治疗师在关系中扎根。即使治疗师在接触自己的羞耻时暂时失去平衡，这也可以证明是一种伪装得很好的关系天赋。我们需要提醒自己，我们的工作是建立对羞耻的复原力，回归到干净健康的关系。我们可以恰当地使用一定程度的自我披露，接触到自己的羞耻感将有效地将复原力带入来访者的情境中。由于通常情况下人们会隐藏自己的羞耻感受，羞于表达自己的羞耻和脆弱，这很可能是来访者第一次经历这样的对话，"人们在人际关系的背景下生活和成长"（PHG,1951）。

在审视羞耻时，重要的是不要忽视羞耻具有健康功能。在我们的整个发展过程中，有必要培养一种适应和预测他人反应的能力。羞耻感使我们对社会反应敏感（Wheeler & Axelsson,2015），使我们能够在缺乏支持的情况下采取行动，例如建立支持或退出。如果没有羞耻感，我们会采取任何行为来满足任何可能出现的需求，反社会行为将变得普遍——我们需要羞耻感才能使社会运作良好。羞耻在以它最简单的形式（害羞和尴尬）显现时，可以被视为一种保护隐私的自然反馈过程。它提醒我们自身的兴趣没有被满足。

47

感知场

感觉是产生觉察的原始数据。显而易见，它们被称为感觉，因为它们在我们的身体中被感知到；然而，由于我们对认知理解的文化需求，显而易见的事情经常被忽略，"个体主义的范式否定了实体的有效性，鼓励了无实体的理性主义传统"（Fairfield & Shelton, 2016: 155）。

为了产生觉察，我们需要为感觉的完整形态留出形成的空间。在我的工作中，作为一名督导，我经常听起来像是一张被刮坏的唱片，我反复说"回归感觉"或与来访者工作有关的类似内容。治疗师可以重复很多遍，而不是花时间在新出现的感觉上，这是所有体验建立的基础。我们还需要记住，从完形的角度来看，感觉可能会出现在人的身体中，但人是在场中的（Wollants, 2016），因此感觉是场事件而不是独立的体验，治疗师和来访者都是如此。感官体验是我们与世界的交流。"更充分地关注我们的具体体验，是让我们进入场的途径"（Carlson & Kolodny, 2016: 200）。我之前已说过了我们的快节奏生活充斥着虚拟现实，仅仅是按一下按钮就能带来愉悦的、如沐春风的感受，但我觉得还是有必要在此重申一下我们的生活是如何被诱惑包围，这些诱惑让我们变得麻木，让我们从现实中剥离。

现象学家梅洛-庞蒂（Merleau-Ponty, 1962/2014）认为感知与感觉体验有着内在的联系，呼吁我们将我们的每一种感觉视为一个更大的世界中的一个小世界。如果我们认为自己在几个小的自相矛盾的"感觉世界"中运作，我们就会创造连接和整合的机会。早在我们能够描述我们的经历之前，我们就有了对世界的感觉。如前所述，斯特恩（Stern, 1998）提出了关于前语言发展的理论，以及当孩子进入相关性的语言领域时会失去什么。语言的发展具有预先构建感觉和感受的效果，在这一过程中我们感觉或感受到我们可以描述的东西，而不是描述我们的感觉和感知。我们在将身体体验转化为文字方面受到限制——因为这种语言根本不存在。在描述感觉和感受时，我们可能需要远离字面解释，而转向隐喻和图像。我们可能需要尝试非语言交流。包括完形在内的绝大多数疗法都具有强烈的语言和认知偏见，这导致人们重视那些可以被解释的事物。通过书面作业评估心理治疗和咨询培训能力这一举措加强了这种偏见。从文化上讲，我们很难仅仅停留在一种感觉或感受中。因此，我们常常过早地在意识层面找到认知和理解，但如果我们给自己留出空间，就可能会沉浸到具身的体验中。

体验式练习

选择两种不同类型的古典音乐，一种是大调，一种是小调。坐在舒适的椅子上或躺在地板上，让你的身体得到充分支撑。只关注你的身体是如何与音乐产生共鸣的，会出现什么样的感觉。避免过早地做出判断，只需注意这些感觉以及它们出现的位置。注意两种不同的音乐所产生的感觉差异。每件作品至少花10分钟。

理论可能会导致我们远离我们的直接体验，这是一种危险，诸如"每一次愤怒的背后都是一种伤害"（Hycner,1993）和"每一次抑郁的背后都是愤怒"（Wheeler,1991）等普遍存在的观念也许是有用的临床智慧，但当我们轻视它时，两件顺理成章的事就不会有那么强烈的直接关系。我们需要警惕进入心理治疗的解释模型，该模型通过预测来访者未表达的体验或相信另一种体验隐藏在我们表面所见之下，来预先配置场。

用弗洛伊德的话来说，感觉是通向意识的王道。完形治疗师寻求提高对感觉的觉察，相信来访者会使用与他们的感官进行充分而充满活力的接触来告知他们的需求。一旦形成了图形感觉，治疗师可以帮助来访者提高他们对可能涉及试验的意义的觉察，例如邀请他们对感觉发声。

我们生活在一种弱化人类单一性的文化中。因此，我们对那些患有"紊乱"的人的看法可能是狭隘的。例如，抑郁症被视为一种情绪障碍，而它会影响整个身体。有时这个人并没有意识到他们的情绪存在问题，因为他们体验到的主要感觉是身体感觉，有些文化甚至不会提及抑郁症和情绪障碍。焦虑症和一系列其他情绪障碍也是如此。我们的身体是我们存在于世界中的工具，我们通过我们的身体体验这个世界。感觉到自己的感受和好奇他人的感受有助于确保我们将完形作为一种具身疗法来练习，而不是将我们自己分离成各个组成部分。

48

以发展的视角看待场

对完形治疗常见的批评是，该疗法缺乏一个足够完善的发展性理论。我认为，由于完形治疗反对精神分析对陈旧经历的探索，这导致人们不够重视已被包含在我们的治疗哲学中的发展性理论❶。发展性理论蕴涵于场论之中。

在讨论投射时，我已探讨过皮尔斯认为婴儿长牙具有的发展性意义。详细地说，他认为婴儿在"蚕食"乳房，导致早期被迫断奶，因此，自我主张总是以亲密为代价（Wheeler & McConville，2014）。后来，他认为健康的发展就是从环境支持到自我支持的转变（F. Perls，1973）。这与完形治疗对自我的情境观不一致。劳拉·皮尔斯（Laura Perls，1992）的立场更是与此迥然不同，她认为只有在能够获得充分支持时，发展才可能发生。以她的舞蹈背景，她关心的是运动可能需要什么支持。她主要专注于通过呼吸、姿势和地面动作来增加个人与周围环境的接触。她的想法不像弗里茨那样个体主义，但它们仍然带有这对夫妇最初接受的精神分析训练的影子。古德曼（Goodman，1977）将成年视为童年的附加物，而不是童年之后的东西。他不将成年描述为取代童年，而是作为"童年放大版"（childhood plus）。古德曼（Goodman，1994）的观点是，表现得像一个两岁的孩子并不是一种退行，因为无论我们今天多大了，我们仍然是两岁。因此，他的观点与丹尼尔·斯特恩（Daniel Stern，1998）的观点非常吻合，后者的思想已被引入当代完形疗法并与其很好地融合在一起。

---

❶ 我想向感兴趣的读者们介绍当代完形治疗师的研究（Frank, 2001; Frank and La Barre, 2001; Philippson, 2009; Wollants, 2012; Wheeler and McConville, 2014）。

完形治疗支持的发展观不是个体冷酷无情地迈向独立，而是走向支持连续体的一端。一般来说，在我们走向这一端的过程中，与逐渐拓展地体验世界相关的独立能力与日俱增。"人类的存在不是静止的、稳定的、封闭的，而是根植于世界的个体化的永恒过程"（Almog，2016：306）。个体化的过程发生在一个相互作用的关系场内。从场的视角来看，发展是由个体和不属于孤立个体的环境共同创造的一个持续过程——发展潜能不是在我们自己的机体内实现的，而是在与我们的环境进行的一系列实验中进行创造性的调整和适应，为了健康而反复尝试的过程。任何发展过程都始于发展需求，无论是饥饿的婴儿、学习游泳的五岁儿童、扩大词汇量的成年人还是身体能力受限的老人。

通过重新组织对个体生活空间改变的回应所达到的创造性调整是完形治疗发展观的核心。个体通过创造性调整适应了与之相关的情境，情境也会适应个体。在完形治疗视角下，发展并不是走向"成熟"的一系列步骤。被给予充分的心理和物质滋养的儿童的生活空间将继续发展。如果缺乏物质和心理上的滋养，即便儿童可能在想象的"内在"世界"发展出"创造性调整，其发展仍将受到抑制。与此相似，老年人的生活空间会以多种方式收缩，但是这种收缩中往往也包含着正在进行的成长，这种成长存在于他们对于自己变小了的物理世界进行的创造性调整的方式之中。

我们一直在与我们的情境对话，而场会回应我们。从发展的角度来看，任何读到这篇文章的父母都会认同一个已经开始爬行的幼儿在看到楼梯时的反应。楼梯与孩子攀爬的新能力"对话"，证明了"我们环境中的事物对我们有吸引力，它们告诉我们该如何做"（Koffka，1935）。

勒温探讨了个体生活空间的三个属性：存在性、相互依存性和当下性。

（1）存在性

情境包含了对个体具有存在意义的所有元素：文化的、物理的、生物的、社会的、宗教的和家庭的。这些因素都会影响个体世界的联系和发展。它还包括未呈现在个体当前场域中但对其有深远影响的因素。例如英国脱欧。

（2）相互依存性

场域的所有元素都会对其他元素产生影响。对个体来说，健康的发展依赖于有利的场条件——良好的抚育、同辈鼓励、允许创造性表达的文化。"人产生于情境"（Wollants,2008：41）。

（3）当下性

任何行为都取决于个体在那个时刻如何看待心理情境。在完形治疗中，我们认为当下的经历和整合当下场的方式源于我们的背景。我们的经历塑造了我们当下的生活空间，而只有通过关注个体如何在当下组织他们的世界才能探索其经历。通过你阅读此页面的行为，你同时也在持续发展。发展有过去，但也有现在和未来。

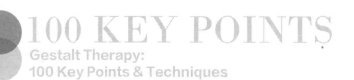

49

发展：一个终生的过程

觉察的浮现是一种发展的成果，虽然它本身还不足以带来显著的改变，因此我们需要"代谢新经验使它成为自身的一部分"（Miller,2011b:111）。在人生的各个阶段遇到新环境时，都会产生这种发展，无论是蹒跚学步的孩子发现自己可以站起来，还是婴儿对母亲的安抚做出反应，又或者一个成年人适应新的生活环境。当老派又固化的完形疗法被带入新的情境时，过去具身化的理论被带入现在，发展就会停滞。

在讨论群体发展时，卡尔森和科洛德尼（Carlson & Kolodny,2016）指出发展是突发性的，而不是可预测的或者预先确定的。正如我们总是与各种各样的群体有所联系，这符合更广泛意义上的发展观。从完形疗法的视角来看，广泛意义上的发展是非线性的。我的孙子们在很小的年龄就学会了阅读，然而我的一个朋友也是我的同事，他却直到 5 岁才做到这一点——然而他后来成为一名口齿伶俐的大学教授。

精神分析学家丹尼尔·斯特恩的著作很好地整合了保罗·古德曼源自完形视角的发展观。正如古德曼所概述的，与其他发展理论不同，完形并不认同一个阶段完成的阶段性发展模型，而认为发展遵循个体在发展新能力和才能的同时还可以保留早期能力的过程模型。斯特恩的模型非常符合这一观点，他描述了关联能力的四个领域。当一个新的领域发展起来的时候，先前的领域并不会被取代，所有的领域都可以终身共存。由于篇幅关系，我在这里只给出简短的概述。

（1）相关性的新兴领域（0—2个月）

婴儿经历大量的刺激后会形成一种涌现的自我意识，"这将持续他们的一生"（Stern，1998：38）。在这一领域中，并没有至高无上的自我意识，相反，当自我意识产生时，某种类似于本我的东西起了作用。对于"涌现的自我意识"的意识包括两个组成部分——婴儿的孤独经历和与这一过程之间形成关系的产物。婴儿逐渐系统地整合这些经验元素从而定义自我——每当出现新的经验，婴儿就会体验到心智结构的涌现。所有的学习和创造性行为都始于相关性的涌现。

（2）相关性的核心领域（2—7个月）

该领域的诞生以婴儿开始进行直接的眼神交流为标志，随后不久，随着婴儿的发育"跨越了几乎与出生本身一样清晰的界限"时，有感染力的微笑动作就会随之而来（Stern，1998：37）。孩子开始发展自我意识并体验与他人相处的感觉，"我"和他人变得截然不同并相互关联。在互动过程中，父母会成为自我调节的他人，调节诸如唤醒、情感、依恋和安全感等体验，这些体验除非由他人的行为引发或维持，否则与此相关的互动就无法发生。在这个相关过程中，已被泛化的交互表示形式（Representations of Interactions that have been Generalised，RIGS）形成了对交互发展过程中可能发生的事情的预期，例如躲猫猫游戏可能如何进行。RIGS是灵活的，可以不断更新和拓展体验，会被诸如看到一个围兜、食物的气味、某种感觉等线索激活。RIGS形成了未来关联性预期的蓝图。斯特恩从他的观察中得出结论，婴儿的主观世界是高度社会化的，然而这一点你们的母亲早就已经知道了！

（3）主观性（7—15个月）

婴儿发现不仅自己有心智，其他人也有。婴儿的关系能力有了巨大飞跃，"照顾者的同理心……现在成为婴儿发展的直接主题"（Stern，1998：127）。斯特恩认为情感协调的发展是该领域最突出的特征。母亲会调整她的情感回应，从而反映婴儿的情感反应。这种情况发生在多个模式中，母亲的言语反应在强度和特征上反映了婴儿的行为。

（4）语言能力（15—18个月）

孩子能够理解和表达语言。这个能力是一把双刃剑，因为虽然语言是社会参与和交流所必需的，但在通过语言表达经验的过程中，有些意义会丢失，因为词语永远无法传达出感觉的完整性，正如斯特恩所说的那样，"它在两种同时发生的人际体验形式——生活体验和口头表达的体验——之间形成了一个楔子"（Stern，1998：163）。

最近关于镜像神经元功能的发现为儿童发展领域提供了更多线索（Siegal，1999；Gallese，2001；Siegal & Bryson，2012），简单来说，就意图而言，我们可以有效地读懂对方的想法。当重要照看者有意做出某种行为时，在重要照看者身上激活的一组镜像神经元也会在婴儿身上激活，这种现象会贯穿婴儿一生。

50

发展理论：六种基本运动

在对动作和发展的大量研究中，弗兰克（Frank, 2001; Frank & La Barre, 2011）以班布里奇 – 科恩（Bainbridge-Cohen, 1993）的工作为基础，确定了与婴儿所处环境相关的六种基本动作，它们是：弯曲（yielding），推（pushing）、伸（reaching）、抓握（grasping）、拉（pulling）、放（releasing）。

当一个基本的运动模式出现时，它是一种关联的功能，不像婴儿的动作或环境一样可以被分离出来。

弯曲——婴儿的重量来自地心引力。当婴儿从不同的姿势感受到重力时，她就学会了区分她的正面、背面和侧面。坚实的背景在关系上也至关重要，它使婴儿与父母之间建立稳固的关系基础，进而让孩子感觉到父母的支持，因为弯曲的能力提供了所有其他运动发展的基础——无论是身体上的还是心理上的。弯曲的能力会终生保留，不仅仅是被动受影响的行为。当我们有选择性地与环境互动时，我们有能力获得支持，无论是人际支持还是物理支持，例如我们在放松时服从于重力的作用。

推——我们都需要发展推的能力，当婴儿在调整自身的重力、内部或外部张力的关系时，这个过程就开始了。当婴儿做出推这个动作时，婴儿的身体就会体验到一种重量感，从而体验到自身躯体的密度。由于我们不能在没有东西可以推动的情况下做出推的动作，所以婴儿会体验到一种与他人分离的感觉，因此推这个动作使婴儿能够区分自己与他人以及了解区分的方法。弯曲－推和推－弯曲辩证法对于"整个生命周期中的人际交往是必不可少的"（Frank & Le Barre, 2011:27）。

伸——婴儿伸的动作会遵循一个顺序。首先，她会用鼻子和嘴伸向乳房，然后用眼睛和手伸向母亲的脸。当婴儿伸展手指时也会有一个伸的动作。孩子如何发出伸这个动作会塑造她后来生活中接触的能力。随着孩子使用身体各个部位进行的每一次接触，她所经历的世界都随之扩大，随之而来的则是失去平衡，而一个足够好的母亲会协调孩子的这种失衡。

抓握——婴儿第一次伸手和抓握是来自她伸出手并抓住乳头时，手掌的抓握动作很快就会产生。正是通过抓握，婴儿获得了对事物的三维本质的感知，并且在抓握物体时，可以通过更多的感官进行更充分的探索。在伸这个动作中，婴儿会进入未知领域，而抓握可以使婴儿建立稳定性。

拉——这一发展性运动与抓握密切相关。伸手抓住乳头后，婴儿通过吸吮动作将乳头拉入嘴里。与婴儿的感受不同的是，奶汁是被推向她身边并成为她的一部分。之后，当孩子开始学习站立时，父母的手会受到拉力，当孩子从环境中获得了更广泛的支持时，这种稳定的动作将在无生命物体上再次出现，例如使用家具将自己拉起来。成年后，我们会感觉到被其他人或活动吸引，或者被我们在那一刻可能需要的东西吸引。

放——当拉的动作完成并且需求得到满足时，放就会随之而来。在注视方面，婴儿最初只有在睡意萌生或者出现其他干扰时才会终止注视，但是几周之后他就能够更加自主地控制他的注视。大约五个月后，他就可以抓握物体或者松开，对于婴儿来说完成这个释放动作是一种身体上的重组。在成年期，我们可能都需要一种对心理上的混乱或者过去关系的"释放"。

虽然我已经分别描述了健康发展中的这些基本动作，但婴儿、儿童和成人的每个动作之间有一种连贯性。

体验式练习

思考上述六种发展性的运动。

（1）你认为持续性的关系破裂可能会如何影响个体在今后生活中的发展？

（2）与同伴一起或自己完成以上动作，想想你在这六个基本动作中可能已经具

有的优势和以后可以发展的优势。

51

文化场

体验式练习

想象你现在正坐在咨询室中，咨询室的装潢完全由你决定。快速考虑咨询室中都有什么。现在脑海中想象这样一幅画面：你正与来访者坐在一起，在你面前的来访者是什么样子？他们穿的是什么衣服？

现在请允许我随意做出一些假设。我猜想阅读这本书的人超过 95% 都是白种人，我猜想你们中的绝大多数都想象出一名白人来访者，同时我还猜想你布置咨询室的方式反映了你的文化背景。当然，文化不仅仅是肤色与装潢风格这么简单，但是从上面的练习中我们了解到，我们会很自然地受到与所处文化相似的事物的吸引。对于存在差异的文化，我们则较不容易接受。

经验形成于特定的文化背景中。每一个人都与所属文化互相作用，彼此塑造。我们的文化为我们的沟通和交流设定了底线，同时也形成了我们观察、了解世界的基石与屏障。因此，事物所具有的意义和心理治疗理论一样，都是基于文化背景，并且我们可以合理假设持续接受这些文化经验和行为实践将影响神经的结构和功能（Park & Huang，2010）。

雅各布斯（Jacobs，2000）讨论了完形治疗和大多数心理治疗中的"白人特权"

（white skin privilege）❶。我们所秉持的白人特权之一，就是对这种特权及其相伴随的其他特权的全然失察。将白人特权带入意识的代价是，它将我们热衷的权力优先地位从固定的东西变成了一种流动的、可变的东西。

完形治疗的哲学特点是重视现象学，将生活空间、来访者的情境和个体都视为整体的一部分，以关系的视角看待文化差异。然而，与其他心理疗法一样，完形治疗是基于一种文化视角的，会与其他文化视角互相排斥。20 世纪 60 年代完形流派在西方盛行，完形治疗在此基础上建立，在那时一切看起来都是以个体和以团体及社会为代价的个体责任为中心的（Saner, 1984; Mackewn, 1997）。这导致的一个结果便是，和那些与盎格鲁－撒克逊价值观（Anglo-American values）冲突的存在方式相比，符合当时文化的存在方式更受青睐。一个取自完形理论的例子，就是纵观历史，与将个体从环境中剥离出来的那些调整方式相比，融合和内摄这类与融入环境或与环境合为一体有关的调整方式得到了更多的负面评价。另一个例证就是对自我支持的重视要远远大于环境支持。随着时代的发展，很多事都被改变了，但不可避免的是盲点依然存在，并影响着我们与当前情境的联系。

我的文化是具身性的，不仅会塑造我们的思维方式，同时也会影响我们控制自己身体的方式，以及与周围环境的接触方式。我们与环境相互作用，文化规范和价值观影响着我掌控自己的方式。例如，如果文化规范不允许直接进行目光接触，那么我不仅仅会低下头，而且这个举动还影响着我的整个身体。之后我会以此方式操控着肌肉群，这种感觉往往是舒适而熟悉的。这样的文化规范在觉察之外发挥着作用。同样，在阿拉伯文化中，当与某人交谈时，跷二郎腿露出鞋底被认为是不礼貌的，因此这种规范可能会导致该人坐得更直。一个人继续以某种既舒适又熟悉的方式保持肌肉群，这也是个人无意识的。

文化塑造着我们对事物的感知。毛利人生活的世界存在着多达 3000 种颜色，

❶ 在英国，来自非洲和加勒比地区的男性在精神健康服务对象中的占比过高。他们更有可能通过刑事司法系统引起服务机构的注意，更有可能因为消极的看法而推迟与服务机构的接触，更有可能接受强制性治疗（Keating, 2007）。

这并不是因为他们比其他种族的人能感知到更多颜色，而是因为一旦颜色出现在不同结构的物体上，他们就辨认不出来了。

语言是文化具身性的，两个来自同一文化背景的人会对其语言的内涵有更多相同的深入理解，这一点即使是掌握这种语言最熟练的外国人也无法做到。我们与语言相互塑造。我们抚颌沉思这个动作，就像一位穆斯林女士在公共场合所摆出的姿势一样，很大程度上受到语言的影响。我们行走在我们的文化土地上，呼吸着我们的文化，居住在我们的文化中，我们的文化将联通文化神经通路并塑造身体。"文化是最基础的人类资本"（Vasquez-Bandin, 2012:53）。

试图用几百个字来概括这一点是荒谬的！我刚刚与一位来自巴基斯坦的亚洲同事进行了一次对话，他在英国大学负责一个心理治疗硕士课程，并一直为在此攻读心理治疗高级学位的黑人和亚裔学生人数少而苦恼。我们认为这有多种原因，包括世代背景的引入、内在偏见、白人特权、英国的殖民历史、学生的权利意识等。我感到很难过，他似乎对此听天由命。

52

五项探索

　　五项探索（five explorations）是一组对个人所处环境的创造性调整方式，最初由帕莱特（Parlett,2000）提出，称为五项能力（five abilities），后来又被重新命名为五项探索（Parlett,2015）。帕莱特在创立它之初将其作为一种为个人和团队工作提供信息的理论，后来将其应用扩展到"全球智能"，他将其定义为whi（whole world intelligence），并重点关注组织工作和生态世界观。

　　与完形地图中的体验循环、本我、自我、人格功能和联系中断等相比，这五种探索是更加明显和明确的场域理论，并在第一次探索–情境响应中得到了阐明。尽管我们会逐一单独讨论，但这五种探索方式本质上是流动的、相互交织融合的，并不是彼此独立存在的（Parlett,2015）。

　　在一个健康运转的体系中——无论是个人、小型系统、大型组织、社会还是全球——这些相互关联的探索必须是可被调用的。这些探索能否被充分利用取决于它们之间的关系，并依赖于当时的情境，但它们需要以潜能的形式被开发利用。如果这些能力无法使用，生活将变得灰暗，关系将分崩离析——就像灵魂之火与支持其燃烧的氧气隔绝了。通过这种自我设限，并且由于我们存在无休止的相互联结，我们像剥夺自己一样剥夺他人、环境以及我们自身。例如，如果我们通过否认气候变化的存在来强化我们的接触边界，我们就有可能破坏维持我们生存的环境。

　　五项探索的核心是完形的三大支柱：现象学、场论和对话。对于帕莱特（Parlett,2015）的观点，我进行以下简要总结：

● 情境响应（responding to the situation）。这被认为是第一次探索，可能是因为在它的结构中包含了所有其他的探索。我们都身处这个世界，我们把我们的情境带入了新的情境中。当个人或团体遇到不同的生活情境时，就会有一种更强烈的实现需要。我们总是会对某种情境做出回应（即使是否认或什么都不做也是一种回应），但我们如何回应以及我们对什么做出回应将决定我们实现了什么。彼时彼地（there and then）构成了我们此时此地（here and now）接触的基础，因此，我们的生活经历塑造了我们在与我们的世界发生关联的时刻自我认知的方式。"情境"是从最广泛的角度考虑的，也就是我们与地球、其他事物、更广泛的环境的关系以及我们彼此之间的关系。

● 相互关联（interrelating）。它指具体的个人对个人或群体对群体之间的关系，而不是上面概述的更广泛的关联。它关注的是人和群体如何处理差异，从理解对方的立场或世界观到试图消灭对方以及在这两极之间连续统一体上的所有立场。

● 具身化（embodying）。能够将自我视为一种本能的、客观的存在，能够在情感层面被"触动"，并且能够情绪性地、生理性地、能量充沛地以全然的存在表达我们是谁。它包括通过我们的身体感觉来认识我们与整个环境相互依存的程度，并认识到我们的环境如何塑造我们自身。

─(体验式练习)─

当你观看有关创伤性事件的世界新闻时，请注意你的身体反应。你有什么感觉？你会抑制你的反应吗？你的身体反应是否因事件发生地与你家的距离远近而变化？

● 自我认知（self-recognising）。如果从"自我"一词的传统角度来看，自我认知可能是一个误导性的术语。更准确和更具描述性的术语应该是"过程中的自我识别"，因为它描述了一种完形的自我观。自我识别并不是发生在我们的接触边界之外，而是发生在与他人的积极关系中，其特点是要求和接受反馈。例如，一群音乐家正在听他们表演的录音，或者一对遇到关系问题的夫妇与他们的治疗师接触以改善他们的关系。这种反馈有助于我们在做某事时认识和意识到我们正在做某事，以及在更广泛的意义上意识到我们在这个世界上的生活和存在方式。

● 尝试（experimenting）。包括活在当下、探索存在的可能性和机会、时刻准备改变或者转换已有存在方式的限制并尝试新方向的能力。与其他探索一样，这种探索需要人们对当下的情境做出回应，而不是停留在熟悉的行为中。

由于采用了通俗的语言来描述这五项探索，它们对于新手来说是"友好"的，也可被心理治疗其他领域的专业人士轻松理解，引发不同疗法间的对话，并可能形成交叉融合的新想法。

就像对接触的单一调整或单一维度的接触不能脱离其他调整／维度而独立发挥作用一样，五项探索中的任一能力也不能脱离其他能力而单独起作用。在一个团队中，每个人都发挥自己的作用，但如果一个人不发挥自己的作用，那么那个人就会影响整个团队。这五种能力可以以无数种不同的方式协同运作。如果我们认为这五项探索是独立的，那就像我们将自己的胳膊、腿、头和躯干视为彼此分离的一样。事实上，正如本节所讨论的，当我们与我们所处的情境相关时，我们有足够的创造力与这样的幻觉／错觉共存。"人类永远不会孤立地作为心理实体存在——他们与自己的系统、信仰、传统和文化交织在一起"（Parlett，2015：15）。

53

语言和隐喻

尽管我们都是处在不同现象世界中的个体，但是我们所有人的相同点比不同点更多，相同的部分需要我们用语言来交流经验。我们使用语言的方式是一种自我表达的方式，是我们亲密与共、和世界及其他人类同胞相互联结的明证。完形治疗师所做的每件事都是一个关联事件，这与我们的对话准则相一致。在这些准则的执行中我们使用语言来共同创造理解，这将是一次具有深远的变革意义的体验（Gadamer, 2004）。我们通过语言表达能力拓宽与他人相处的方式。它使我们能够创建一个故事，并提供给我们一个共享经验的机会。两个人（或更多人）可以创造共同的意义体验。

正如斯特恩（Stern, 1998）所讨论的，与此相反的趋势是语言使我们的部分已知经验在一个文化中难以被分享，这种文化总是将口头表达和词汇提升到比其他表达方式更高的表达水平。语言的使用将我们的联系从个人交流层面转移到更客观的抽象层面。随着我们词汇量的增加，文字可以取代经验而不只是单纯地描述经验。

弗里茨·皮尔斯对于针对来访者的语言使用有更深的认识，在其对精神分析疗法的研究中，他介绍了整体论的概念。他认为我们在尝试"去做不可能的事情：在非整合语言的帮助下去整合人格"（Perls, 1948: 567）。发生在语言使用中的割裂和分离，对于澄清和说明可能是必需的，但存在这样一种危险，即可能导致错误的二分法。比如，在命名"心理"治疗方法时，它暗示着我们不是统一场的一部分，而是"干扰存在于一个人的精神和心理器官的内部"（Wollants, 2008: 27）。

隐喻的使用能够在我们和来访者之间搭起一座对话的桥梁，由此能够获得超越所使用语言的理解水平。斯帕格诺罗－洛布（Spagnuolo-Lobb，2002）发现我们语言的使用能够说明来访者的接触风格。她举了一个来访者使用隐喻的例子，提到"空气是沉重的"，这表明来访者是从其身体体验的角度来说的。在自我完形理论的语言中，这表示的是本我功能。由于有类似的体验，我们可能联系到"空气是沉重的"，但如果我们遇到另一个人，他通过语言表达自我的方式在我们的经验领域之外，这可能就是另一回事了。如果一位来访者说蜘蛛沿着他的皮肤在爬行，这也能被概念化为一种本我功能的表达能力，但如果我们在试图理解这种意识的过程中，不与来访者保持同步而将其归为一种错觉，就会使对这种被描绘得栩栩如生的感受的进一步探索戛然而止。从本我功能发出的语言需要与一种具身化的语言结合。更主观的语言形式将我们带回到一种更接近经验的描述形式，但我们也要注意，语言的意义不是固定的，有时只是为了满足说者和听者之间互动的功能。

要想准确而完整地描述我们的经历，语言本身总是有限的。然而，在面对面的交流中，我们从不会只用语言打交道。我回想起我与一位巴基斯坦女性的会面，她完全不会说英语，而我的乌尔都语也不太熟练！翻译没能到场，但我们还是进行了会谈，因为这位女士很希望能和我见一面；她也认同我的感觉，那就是我们之间的接触和理解程度比翻译在场时更令人惊讶。眼神交流、感知、身体动作、接触功能都在会话中占据了更大的比重，当我们开口时，即使我们听不懂对方在说什么，我们之间依然有一种具身化的理解。这是一次非常美妙的会面，建立在我从我们以前的翻译那里了解到的一些关于她的信息基础上，毫无疑问，我们各自的镜像神经元系统（Iacoboni，2005）正在发挥作用。当我感觉到字面背后的意义，而且你也领会到我的感觉时，就在那个短暂的时刻我们也许真正了解了另一个人。

一种语言的全部含义永远无法用另一种语言完全表达。"我们可能会说几种语言，但其中一种始终是我们生活的语言。为了完全同化一种语言，就有必要把它所表达的世界变成自己的世界，一个人永远不会同时属于两个世界"（Merleau-Ponty，2002：218）。我们可以具体地或抽象地看待语言与这两个世界的关系，比如我的身体经验世界和你的身体经验世界。

　　语言具有包容和排斥、连接和断开的力量。具身语言，包括隐喻的使用，往往是最具有联结性的。讽刺的是，以接触为核心的完形似乎已经转移到一种"不需要身体参与的新语言……我们现在有了一种从一个大脑到另一个大脑的场语言"（Roberts，1999：134–135）。在所有令人兴奋的神经科学发现中，让我们不要被笛卡尔式的身心二元论和更广泛领域的分裂吸引。

54

迈入更广阔的场

　　一只蝴蝶在巴西扇动翅膀，会在美国得克萨斯州引起一场龙卷风。蝴蝶效应中的这一概念并不只是字面意思或局限于气象学领域，而是在隐喻地说明一个看似微不足道的小事可以随着时间的推移导致巨大的显著变化。一个小小的心理转变可以在来访者的场中产生相当于龙卷风的影响。同样，随着来访者的世界观发生不可逆转的改变，情境变化可以激发持久的心理变化。一个明显的例子可能是，不论是近在咫尺还是远在天边，来访者总是相信会有一些令人崩溃的事件发生，例如丧失身体的某些能力或失业，或是对气候变化影响的觉知增强。

体验式练习

　　想象一次你切身体验的经历如何改变了你的状态以及你看待世界的方式。然后想象某个更遥远的事件可能以何种方式改变你对世界的看法。当你回想起这些的时候，请注意你的任何身体反应。

　　虽然治疗会谈发生在一个私人、保密的环境里，但是它并没有脱离更广阔的场。在治疗来访者时，我们需要注意他们是从一个更广阔的情境中来到治疗室的，常常会回到与之前类似的情境当中。如果这种情境包含风险因素，根据治疗室的不同情境我们会进行一些创造性调整，可能会有人认为这是不健康的"中断"，但在更广泛的情境下这种中断可以保证他们的安全。行为总是基于特定的情境，然后它才能被人们观察。

从场的角度来看，由于影响因素众多，再加上没有任何情境是静止的，所以几乎不可能确定当前现象的原因。在讨论"统一场"（unified field）时，帕莱特概述了"人与情境、自我与他人、有机体与环境、个人与团体之间的联结网络"（Parlett, 1997：16），我们可以补充说，我们都居住在一个文化土壤中。场论的相关性可能难以把握，因为这个"联结网络"似乎包括任何事物。就像历史事件一样，那只隐喻的巴西蝴蝶可能会因为拍打翅膀而影响到眼前的事物，但在某个人的场中，影响是会有层次的。各个场的事件在相互联结的同时，也建构和组织了问题的核心。当一个来访者来治疗的时候，诸多背景场条件将脱离于觉察。

我们来举一个可能的例子，来说明更广泛的场对当下场的影响。一个来访者来接受关于焦虑的治疗。他将其经历描述为一种可怕的、"碎片化"的感觉。这种感觉可能被体验为完全的自我限制（囿于来访者自身），或与其场的狭窄区域发生联系，比如说，一个与工作有关的问题和对裁员的恐惧。如果我们将当前这个问题仅仅视为来访者的问题，我们可能会采取焦虑管理或者个性化治疗方案（这在短期内可能是有效的）。然而，如果我们跳出当时的即时表现，并将他体验到的"碎片化"的感觉认为是其场的症状而不是个体的症状，我们从这个视角可以看到什么？我们可能会看到一个来访者在一个破碎的行业工作，我们可能会看到来访者过去或者现在的家庭是"碎片化"的，我们可能看到来访者孩子的教育是破碎的。进一步来看，来访者可能会感知到不确定的经济形势，脱离团体，走向因现代化技术而孤立的存在方式。来访者生活在这样一个星球上，很多居民对周围环境缺乏关注，资源也被剥夺，致使其在物理世界中的存在感面临威胁。问题的弊病不在于来访者，而在于他所生活的情境。

在讨论场论时，史末资（Smuts）看到了一种可能的革命性改革，我们将其理解为，对人们来说，要使自己习惯于场的理念，并且将每一具体事物、人甚至抽象观念单纯视为一个中心，这个中心被具有与它相同属性、只是相对弱化一些并渐变模糊的地域、气场或氛围环绕（Smuts,1926;18-19）。我们可能把大把的时间花在来访者场中更中心的"地域、气场或者氛围"上。这些可能会呈现几个中心主题，但是我们也不能忽略当下场之外的影响因素。

根据勒温（Lewin,1952）的理论，行为是当前场条件和人与环境相互作用的函数，其中任何一个元素的变化都会引起整体的变化。任何研究都是从理解整体开始，随后对部分进行研究，要注意从情境的角度来看，"研究一个系统或现象的元素不会产生关于整体运作的充分知识，整个系统的协同工作的动力不同于各部分之间的相互作用"（Schulz,2013:30）。

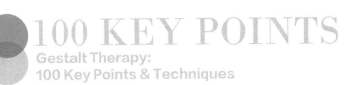

3.2 聚焦于体验：完形治疗中的现象学

55

什么是现象学？

现象学是对现象的研究。

（ 体验式练习 ）

现在花点时间考虑一下你对上面这句话的反应。你在等待更具体的解释吗？你觉得这样一个明显的陈述令人恼火吗？也许你认为这句话是一个起点？当你阅读这几句话时，你可能会意识到身体的反应。现在，你的反应可能会被我对你的反应的思考而影响！

你如何回应这句话，就是你那一刻的现象学。无论你的反应是什么（不仅指你的认知反应），它都是短暂的，并且在你阅读我的问题时会以某种形式发生变化。从现象学的角度来看，这个简单的例子关注的是你如何接触到页面上的这些词，以及页面上的词是如何接触到你的。它将由你的过去塑造，并与你和你的世界相互对话的方式有关，例如，在你的背景中学术成就是否重要，或者你是否对自己的智力能力持内省的态度，那么"现象学"这个术语可能会引发自我批评的反应或退缩的欲望。在这里讨论现象学时，我做了一些错误的分离，作为完形治疗师，我不相信它可以脱离我们所处的世界（场论）或我们与世界（包括我们世界中的其他人和物）的对话。然而，我认为我们需要将现象学理解为一种独立的哲学，以理解我们在整合经验的过程中自然地做了什么——正如弗里茨·皮尔斯所说的那样（McKewn & Clarkson, 2012）。

通常，我们更容易解释现象学不是什么而非是什么。在我们的日常生活中，我们以一种我们认为理所当然的方式与我们的世界打交道，这种方式不可避免地充满了形成我们称之为"现实"的经验的判断、假设和观念。在日常生活中，这种主体间形成的经验是不容置疑的。我们周围的事物和人都是这样，我们不会质疑它们的存在，也不会质疑他们如何存在。当我早上走出门和我的妻子道别时，她只是卡琳，门只是我们平常使用的前门，当我走向我的汽车时，这种在我的世界中毫不起眼的意义并无变化，我认为它对我周围的人来说，意义也是如此。这种普通的意义建构过程在现象学中被称为自然的态度，因为不解构和检查我们对世界的经验被认为是自然的。在现象学中，我们需要考虑被体验的事物和未被体验的事物，因为两者密切相关（Roberts, 1999）。

现象学一词的根源来自希腊语，意思是"出现的东西"（that which appears）和"研究"（to study）。它是一种广泛的哲学，关注我们如何构建我们对世界的体验，并被描述为纯粹意识的科学（Husserl, 1931）。在现象学中，我们探索主观经验的基础并在此之上建立觉知和所谓的客观性的高塔。现象学的研究领域是世界将其自身展示给我们的方式。它研究的是我们所立足的基础以及这个基础如何塑造我们所感知的形象，塑造我们的身体，塑造我们的文化，塑造我们在这个世界上的存在。

尽管"现象学"一词自 18 世纪以来就出现了，并已被黑格尔和康德等哲学家使用，但今天现象学之父通常被认为是艾德蒙德·胡塞尔（Edmund Husserl, 1859—1938），他的思想一直被后来现象学的支持者们建立、修改、反驳和重塑，包括马丁·海德格尔（Martin Heidegger, 1889—1976）、让-保罗·萨特（Jean-Paul Sartre, 1905—1980）、莫里斯·梅洛-庞蒂（Maurice Merleau-Ponty, 1908—1961）、伊曼纽尔·列维纳斯（Emmanuel Levinas, 1905—1995）、汉斯-格奥尔格·伽达默尔（Hans-Georg Gadamer, 1900—2002）等。在接下来的几页中，我将主要介绍我认为最重要的三位现象学家——胡塞尔、海德格尔和梅洛-庞蒂——他们的工作已被整合到完形疗法中。

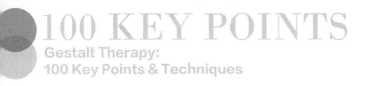

56

现象学探询

我们如何探询他人的主观体验？现象学探询侧重于对经验的描述，并试图揭示我们所感知的事物及对其感知方式的本质。在现象学中，我们需要采用一种开放的方式来审视在日常生活中我们认为理所当然的事物、情境和经验。在现象学中，我们拆解了你对你的世界的解释，以及你的世界如何触及你。花点时间来消化最后一句话，因为在西方个体主义文化中，我们假设与世界的任何对话都源于我们人类自身，即使在完形语句中，诸如"场回话"（the field talks back）（Roberts, 1999）这样的说法也隐含地表明，世界并没有主动变化；然而，一个简单的例子，轻柔的微风拂过我们的脸所带来的咖啡香味，就说明我们并不是与世界对话的主人。

我们通过所有的感官来体验我们的世界，体验我们如何将身体与我们对当前环境的感知联系起来。在承认这一点的同时，我们也需要承认，在文化上，我们作为成年人的主要沟通方式是通过语言来进行的，但它有种种局限性。

从事现象学探询的一个关键品质是好奇心。好奇心会杀死猫，但它使现象学家和完形治疗师保持活力。从事现象学探询的完形治疗师会提出以下问题：你现在知道什么？那对你来说是怎样的体验？你在身体里是如何体验这些的？然后他们可能会进一步探询你对一般情绪／感觉／反应／体验的更多描述。

我们需要注意，探询的方式并非只有提问——现象学探询不是审问！

米歇尔精力充沛地参加了我们的会议，讨论了她在工作中的烦恼和挫败感。她坐回沙发上。

米歇尔：哇，呼，我突然觉得累了。

戴维：累了吗？

米歇尔：是的……我的头有点发昏，我的胸口有一种沉重的感觉，我感觉……有点低迷。（请注意，我可以假设米歇尔的"低迷"是在她的胸口被感觉到的。）

戴维：当你重新坐在沙发上时，似乎发生了变化。

米歇尔：是的，我只是觉得我的胃有一种沉重的负担，我的脊椎有一种垮掉的感觉。我感到压力重重，很难抬起头来。

戴维：垮掉了？（我再次探询更多的描述，询问在我们的对话中对我来说最形象的东西，同时把我的想法概括为米歇尔的身体反应是对她之前工作的沮丧／愤怒的反应的回应。）

在上述对话中，我们有很多次机会可以看到米歇尔的现象学体验。我本可以邀请她使用隐喻，或者模仿她的身体姿势，以了解她的身体反应可能是什么。探询将集中在她所经历的世界的"什么"（what）和"如何"（how）上。还需要注意的是，对话中有许多选择点，在这些选择点上，互动可以朝着不同的方向发展，例如通过使用之前讨论过的"我"的陈述，从而了解到对"沉重"和"颓废"更多的直接反应。然而，我在这里的主要任务是展示现象学探询，此外，治疗师经常在获得他人如何感知他们的世界和他们的世界如何被感知的完整描述之前过早地向前推进。以我作为督导的经验，讨论这种探询听起来可能很迂腐，然而，作为一名治疗师，如果在干预中尊重并加入一定程度的变化，那么现象学探询通常会受到赞赏，因为来访者最终会感到被理解。建议你想想四五岁的孩子可能会问什么，并将"为什么、为什么、为什么"的问题替换为以"什么"和"如何"为重点的探询，但要尝试改变你的干预措施，以免说出来的都是问题。

正如我的一位督导在很久以前对我说的，"不要害怕提出愚蠢的问题"。诸如点头、肢体动作和面部表情之类的非语言交流以及诸如"告诉我更多""嗯嗯"或重复一个从来访者的反应中脱颖而出的词之类的最小鼓励都可以促进扩展。根据治疗过程中的情况，我们可以尝试不说话的探询。毕竟，在我们发展出通过语言进行交流的能力之前，我们就已经开始体验我们的世界了，我们正在探询我们面前的人是如何通过身体体验他们的世界的，而不仅仅是探询他们脑中的体验。

57

意向：向我的世界伸出手

在现象学中，意向（intentionality）行为是我与世界和世界中的刺激相接触的过程，其目的是将其转变成一种有意义的经历。虽然我们彼此联系，但我们有各自独特的方式来感知世界并使它有意义，我们的过往塑造了这样的世界并使其丰富多彩。从这种意义上说，我们生活在相同而又不同的世界中。作为世界中的存在，我们分享着对世界的和我们自己的意识体验，正是通过这种体验，我们区分了"我"和"非我"（Spinelli，2005）。意向，也就是方向性，在与情境的具体关系中不断形成和改变，并以兴奋为标志，"人类总是被指向某物；例如，指向一个本身既不存在也没有'客观'意义的物体，但由于有以它为目标的意向，这个物体才得以存在并获得意义"（Robine，2011：140）。

根据现象学家艾德蒙德·胡塞尔（Edmund Husserl，1931）的观点，一个意向行为有两个焦点，即体验到"什么"和"如何"体验的——体验模式。前者由我们体验的内容组成，后者就是我们的经历和参照点如何影响体验过程。比如，我向窗外看去，我注意到了大街上停着的一辆深蓝色汽车。当我想起妻子先前也有一辆相同颜色但很难保持清洁的汽车时，这不起眼的交通工具就在我的体验中产生了意义。当我观察到车的主人认真地把它擦得油光锃亮的时候，我就与对深蓝色车的厌恶产生了联系。车的主人和我都接触到了现实世界的一个实物，但我们赋予它不同的意义。在现象学中，意向概念表明在任何行为中都有一个明显的参照点，一个鲜明的形象。在这个例子中，这个形象可以是那辆深蓝色的车，然后变成了我与车主的态度的明显差异。

　　弗朗茨·布伦塔诺（Franz Brentano，1838—1917）从意向作为一种心理现象的角度来研究，极大地影响了胡塞尔。"每一种心理现象本身都包含其对象……在表象中，某物被呈现；在判断中，某物被肯定或否定；在爱中被爱；在恨中被恨；在渴望中被渴望；等等"（Brentano，1995:89）。我很难将意向仅仅视为一种心理现象，在上述的完形治疗师中，我也不是唯一一个认为爱、恨和欲望是在思考之前就在身体中被感受到的。梅洛-庞蒂没有把意向完全看成一种心理过程，而认为感觉和感受是"有意识进行分离的组织"（Merleau-Ponty，1962:53）。他把意向行为看作自然发生的事，人们与自己的世界接触并形成模糊的图像。这是源自本我功能的指向性运动。感知是一种主动行为，发生在与世界接触并赋予其意义的过程中，解释包含在我为了理解而对世界的接触之中，离开了解释，我的世界就变成了一团混乱的背景现象，即使如此，我也会将其解释为困惑。当我们知觉和建构我们的经验世界时我们会决定什么是图形化，正如我触碰世界，世界也会给我反馈——杯中水渴望被饮用、落日召唤凝视、流泪的患者渴望安慰或刺激，或回到我之前的例子，深蓝色的汽车会引起反应，这种反应超出了思考范围，但首先得是在本能的感知水平上体验到的。胡塞尔对意向的看法是，我们所有的思考、感受和行为都总是和这个世界关联的，所有的意识觉察都是意向性的觉察，所有的意识都是对事物的意识。

　　现象学中的意向一词可能会令人困惑，因为它与日常意义上的意图（intention）无关。"喝这杯茶是我的意向"这句话是没有意义的。意向与有意识的行为（例如意图）无关，而是与意识的运动有关。意向是情境本我的功能，而意图则是自我的功能，如"我打算喝那杯茶"。

　　鉴于意向性行为的性质以及它的两个焦点，即体验"什么"和"如何"体验，在完形中我们寻求对来访者即刻经验的描述时不关心"为什么"这一问题就没什么奇怪了，我们关注的是"是什么"和"如何做"的视角（Levitsky and Perls，1970）。作为流动的存在，我们的意向行为不断地形成和改变与环境的具体关系，并以兴奋为标志。

58

先验现象学和胡塞尔

妻子和我正在装饰房间，刚刚漆完了一面墙。我们往后移了移去欣赏我们的作品。妻子说："那幅作品是可爱而又精妙的蓝色色调。""这不是蓝色色调，是绿色。"我回应她。我们请邻居过来问她的看法，她说："我喜欢那个紫色色调。"房间里有三个主观事实，但没有人是错的。

现象学家艾德蒙德·胡塞尔起初是位数学家，之后开始学习哲学。他对这些方面产生了兴趣：人类如何对待当下体验并赋予其意义，意识如何浮现于表面，以及我们如何从瞬息万变的繁多的信息和感知中创造出应对模式。在研究过程中，胡塞尔把重点放在意识过程上，但是他从生物学的角度而不是从存在主义现象学采纳的关系立场进行研究。

之所以称为先验现象学（transcendental phenomenology），是因为胡塞尔相信，通过践行"现象学还原"（phenomenological reduction）三部曲，我们能够超越假定的知识，这一点将在下一个关键点中详述。胡塞尔把现象学还原的过程看作其哲学的核心。他认为一旦我们的知识超出了一定的限度，那时我们就会处于一种通过自己的感觉形成对世界的客观看法的状态，而非只是解释感官数据，这使我们能够通过"原始经验"来积累知识。胡塞尔相信知识开始于疑问，当孩子们第一次体验某些事时，我们就能从他们眼中看到这种疑问。好奇心随着对周遭事物疑问的体验而产生，并引导个体去寻求一种仅凭先前经验无法做出的解释。波尔斯特夫妇借鉴胡塞尔的思想来发展他们所谓的"注意力三要素"，即专注、着迷和好奇的品质（Polster & Polster, 1999）。

胡塞尔认为所有的知识应该以经验为基础。他把先验现象学描述为一门严谨的科学，因为它研究知识如何形成，并梳理全人类的理解所根植的假设。为了使其有意义，胡塞尔相信经验需要被反复论证。

同时现象学和场论整合的好处在于，二者都把每个个体对世界的感知和阐释视为完全独一无二的，胡塞尔的先验现象学摆脱场论观点，转而相信通过把观察者和被观察者分离开，我们就能独立于我们的世界。胡塞尔理论的这一方面与完形是矛盾的。如果一位来访者去见一位治疗师，治疗师就成为来访者情境中不可分割的一部分，反之亦然。胡塞尔先验现象学理论的重点在于，以一种不可思议的中立的立场来看待和理解个体并窥其"本质"。他认为我们可以将我们的背景及对现象世界的感知隔离开(van de Riet,2001)。大部分完形治疗师相信我们能对背景经验的影响进行限制，以使治疗师与来访者的互动免受这些影响带来的过多干扰，但是我认为完全隔离我们在世俗中沉淀下来的感知是不可能的。最近的神经学研究支持了这一观点。但是，我们需要考虑胡塞尔所处的时代背景。不过不可否认的是胡塞尔的现象学是完形治疗中辐射场论成立的基础（McConville,2001:200）。

胡塞尔对完形治疗的部分贡献是，无论与特定活动片段相关或相符的是什么，它的起源就是当下。它存在于我们当时所处其中的经验场（如前所述）。先验现象学的许多方面不完全与完形哲学相适应，但是胡塞尔在悬置（bracketing）、描述（description）和水平化（horizontalization）方面的工作为完形提供了这样一份礼物：学会尽可能理解来访者的现实情况。想了解更多，可以阅读下一部分内容。

59

现象学还原的准则

为了保持对来访者世界体验的开放态度，我们需要尽可能隔离自己原有的对世界的感知。我们所有人都对自己的世界有所阐释，为了减少自身阐释可能带来的影响，胡塞尔设计了三部曲法，它是我们改变看待世界态度的标志。他相信如果我们完成以下所描述的组成"现象学还原"（也称"现象学方法"）过程的三个步骤，就能接触到"原始体验"。任何不符合这种方法的描述都不是胡塞尔的现象学描述。

悬置

通过"悬置"这一过程，所有涉及事情是怎样的或者应该怎样的假设和期望都被搁置一旁。我们的出发点是质疑我们以前认为理所当然的事情。从字面上看，就好像我们把对世界的体验悬置，从而能够重新接触来访者的体验。如果能实现的话，治疗师对来访者体验的回应就不会受过往体验的影响。然后，治疗师就能自由地对待来访者的体验，他们会根据来访者而非治疗师的体验做出回应并形成印象。我们从来就不能完全地从自己预设的事物中脱离出来，但是"悬置"过程将让我们对可能干扰到感知来访者状况的事物保持警惕，这样就确保了这些事物不会污染我们对其体验的感知。成功的悬置能引导出一种开放的治疗视角，使来访者感知到自己的世界。

描述

现象学方法强调描述而不是解释（Spinelli,2005）。治疗师的回应也应该是描述性的，并且聚焦于我们感知的事物。如果某人紧紧抱住双臂，这就是观察并描述出来的内容，而不是把这个行为解释为"防御"或"封闭"。同样，说"你看起来很累"之类的话也不符合现象学。说出你所观察到的，而不是说你对行为或外表的假设。以当下为中心的描述性的关系与西方文化格格不入，而且是具有挑战性的，因为我们经常倾向于以"为什么"为导向，而不是进行一个完整的描述。但也要注意的是，人们是通过其身体、活动方式、声音语调和他们所有的接触方式来"描述"他们的经历。

水平化或同等化

悬置假设和保留即时描述，然后保持这样的立场，即任何我们看到或听到的事情起初都是同等重要的。这意味着对于创伤性事件的描述起初不会比别扭的步态、冷漠的注视或一杯水要重要多少。治疗师要对来访者没有展开的故事持开放态度，且不要对下一场景进行预设，即使治疗师能够想象到下一个画面是怎样的。这个过程就像一块一块地拼拼图。

⌐ 体验式练习 ⌐

找一张照片或图片，花几分钟仔细研究它。现在将图片正面朝下放在地板上，并尝试将你观察到的内容概括下来。拿起照片，让它接触到你的鼻尖，此时你无法专注于它。非常非常缓慢地将照片从你的鼻子上移开，让它逐渐变得清晰。在整个过程中，请注意你是否预料到接下来可能出现的内容。

　　大部分完形心理治疗师都赞同我们不能完全脱离假设，他们也赞同扬特夫（Yontef, 1999）的观点，即完形治疗不是基于先验现象学。然而，我们要让自己尽可能变为一张白纸，这样我们就可以充分感受到来访者现象性经验中的感受，而不会超出所有我们关于世界的假设。正如梅洛－庞蒂用非常生动的语言所提出的那样，"让我们连接世界的那根弦松下来"（Merleau-Ponty, 1962: ⅩⅢ）。

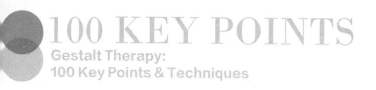

60

存在主义现象学

　　现象学第二个主要分支是存在主义现象学，更普遍地称为存在主义。存在主义的名字和特征是"通过它对西方关注的'本质'的反应而获得的，'本质'体现了恒常性"（Polster, 2012:16）。胡塞尔的助手马丁·海德格尔（Martin Heidegger, 1889—1976）在胡塞尔的现象学理论的基础上进行了大量修改，他在"存在与时间"中的思想影响了皮尔斯当下的工作发展。胡塞尔的研究以人的"本质"为中心，而海德格尔的研究重点放在存在，他认为存在不能简单地简化为意识，在这方面他的观点与萨特的存在先于本质一致。从一种存在主义的视角出发，笛卡尔的名言——"我思故我在"是一种顺序上的错误，应是"我在故我思"。存在主义现象学一个简洁的描述是由梅洛-庞蒂提出的，他是这样说的："研究意识的到来，而不要事先假定它的可能性。"（Merleau-Ponty, 1962:61）

　　存在主义现象学认为人类的存在与世界密不可分。因此，海德格尔和后来的现象学家不相信我们的存在能够被排除在外。任何阅读现象学和存在主义的人都会遇到德国单词 *Dasein*（存在），海德格尔认为"一个人就是一个存在"（Spinelli, 1989:108），意思就是在世而存（being-in-the-world），这里的连字符是为了显示我们的存在与世界相互联结。海德格尔与完形观点的契合之处还在于将我们的觉察和存在视为主体间性的观点。他认为我们被"扔"进一种不确定的存在中会导致死亡，为了管理因思考存亡而引起的焦虑和恐惧，我们通过"不真实"的生活来抵抗现实。这种生活方式的影响是通过规则约束来弱化我们的生命力和个性。相反，如果我们真实地生活，我们就会获得对生命的自主感和责任感。完形治疗寻求提高觉察以使来访者可以选择是真实还是虚假地活着，就像存在主义设法提高选择的自由性一样。对此我不是说我们总能选择我们身边发生什么事情，而是能选择对事件的反应以及所赋予的意义。对于这种选择举一个通俗的例子：在同样的情境下，我们可以认为杯子是半满的或者也可以认为杯子是半空的。

拥有选择的自由就意味着真实的生活，但问题是我们不能提前假定任何结果或者信念，包括生活是有意义的。意义是由我们建构的。不论我们是以何为范本找寻意义，存在主义都认为我们的存在最终是没有意义的。为了真实地生活，我们必须接受存在的不确定性，承认我们所知道的。通过了解，我指的不仅是学习知识，还有肯尼迪（Kennedy，1994）在讲述哲学家尼古拉斯·别尔贾耶夫（Nicholas Berdyaev）的故事时所阐述的那种情境化的意识，后者辞去了莫斯科大学讲师的职务，即使他最后要靠每天在冰冷的俄罗斯铁轨上辛勤劳作 13 个小时来维持生活，他也不愿意讲授他不相信的东西，因为这背叛了他心中的信条。

存在主义现象学是"在世而存"的现象学，来访者接触世界的过程是完形治疗师的兴趣所在。存在主义现象学就是这样一个工具，用来探究我与外部世界的对话以及世界与我的对话。从存在主义的观点出发，我们最终与我们赋予经验和事件的意义独处。没有人能在我们独占的生活空间中体验到我们的经历。尽管我需要他人的存在，但某种意义上说，我是独自存在的。海德格尔认为对无意义的觉察会导致虚无，正如我们认识到我们的存在是暂时的，唯有死亡是确定的。如果我们接受自由选择、责任、存在的无意义和最终的孤独，伴随着这种不确定性而来的就是"焦虑"。要想真实地生活，就意味着得面对这些存在的事件。

我在描绘一幅关于我们的存在的荒凉画卷。十分坦白地说，从这些对存在主义现象学和存在于世界的简单解释来看，我认为我可能很快就会不真实地生活下去！但是，矛盾的是我们在独立中有归属感。我们都在同一条船上，尽管我们对这条船有不同的体验，但通过对话，我们能体验到他人的一些感知和他们的存在。尽管存在主义现象学家如海德格尔和梅洛–庞蒂等给人的印象是，我们在生存的战争中是孤独的，但其他人（尤其是布伯）关注的是连通性和联系的潜能。我们各自的现实和感知是在我们与世界的主体间共同建构的，没有人对现实的观点是比其他人更真实的。因此，在完形治疗中，治疗师的现实并不比来访者更合理。

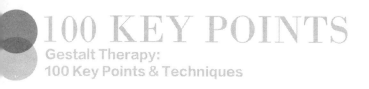

61

主体间性

　　世界可能由许多主观的自我组成，每个人都为自己的经验赋予意义，这就表明，地球上行走着的个体就如同彼此分离的原子一样。但是，任何会因他人的痛苦而流泪、对他人遭遇的不公感到愤怒、心跳随着他人的兴奋一起加快的人都会有具身性体验。同样，冷漠、脱敏和退缩也是在主体间形成的。我们通过与经历中的各个场进行对话去发现在人际关系中我们是谁。"人通过你成为我"（Buber，1958：80），他者总是包含在自我中。主体间性（intersubjectivity）是指主体之间的关系和关系集，它们关乎主体间的相互觉察（Zahavi，2014）。

　　当我们谈到完形治疗中的现象学时，我们只把焦点放在来访者身上是存在风险的，观察和处理觉察连续体不会让我们考虑到来访者和治疗师"之间"会发生什么。在服务来访者的过程中，我们在会面中的主观反应会给我们提供信息。当然，我们的确需要确保我们没有对自己的主动性信息进行回应，这就是为什么我们需要定期督导和自我治疗。在完形治疗中，"临床现象学是一种双人实践"（Yontef，2002：19），它发生在关系场内，通过对话进行关系的现象学探索。"我们必须是主观的，因为主观性存在于情境中"（Merleau-Ponty，2010：6）。我们都会有各自的对话体验，我和你一起探索我们创造了怎样的意义以及是如何创造的。

　　完形治疗师感兴趣的就是来访者和治疗师之间的主体间关系模式，他们关注于当下这些模式的细节，以及在来访者更广的人际领域怎样重现这些模式。本质上，完形理论认为，自我作为一个过程构成了以主体间性存在的人类，因此自我被视为生活的艺术家（PHG，1951），正是在接触边界处绘制出了图案。我们在一个主体间性的关系场中生存和呼吸，随着我们发现差异的次数增多，这一点也会变得格外明显。如果我遇见一个来自完全不同文化中的人，不同的世界观就会令我投入更多关注，这就是我们在会谈中理解各自世界的方式。

在两个人（我们可以将他们称为来访者和治疗师）的会谈中，两个有着不同经历的人用他们对各自世界的不同理解方式相互接触。在这次会谈中，关系场内形成了一个系统，这个系统内有比被带到该系统的各个部分的总和更复杂、更多的信息。这种会谈是一种生动的体验，"涉及一种主体间的共鸣，这种共鸣无法还原为任何一方单独的意识"（Neimeyer，2005：81）。或者换一种说法，两个现实结合起来创造了第三个更伟大的现实。主体间性将我们从两种独立的个体意识和接触模式的观点转移到一种"主观经验领域相互渗透"的观点（Midgely，2006：104）。从完形的视角看，主体间实时变化是不可避免的，因为我们对现实、意义和经验的观点是在关系"之中""共同"建构的，而不是在关系背后创造的。

PHG指出，当我们遇到新奇的事物时，比如当我遇见你而你也遇见我，这种新奇的需要会被同化。同化的过程导致了"生物与环境的创造性调整"（PHG，1951：230）。当我们遇见彼此时，我们都在那次相遇的过程中改变了，我们如何变化将取决于相遇时刻两个（或更多）主体之间的场条件。在此时此地，您正在阅读这本书，而我正在提供我对完形治疗的解释，我们之间进行了对话。你可能是同意的、不同意的、内向的、冷漠的或被我的观点激励的，但无论你的反应如何，你的接触边界都会硬化或软化，可能只是很小程度，但改变是相遇的必然结果。

参照斯泰姆勒（Staemmler，2010）引用的简德林（Gendlin，1962）的文章，我对主体间性（即主体之间相互觉察的过程）做出如下的总结。在你我之间，当我说你听，你说我听时，我的经验每时每刻都会受到影响。当我们互动时，你所说的每一个字，所做的每一个动作，每个无论多么微妙的面部表情，你向我展示的每一个态度，都深深地影响了我。我不会告诉你关于我的事情，然后我们会弄清楚该做什么以及我应该如何改变。当我们交谈时，我觉得我正在改变。你的反应是我在每一刻经历变化的一部分。在我们各自视野的相遇中，我们之间构建了新的意义。

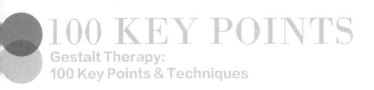

62

关注身体的"感觉"

完形治疗是一种以身体为导向的疗法，我的意思并不是说我们的身体与思想、行为、人际关系等其他更广泛的事物无关，而是说当我们提到"身体"或"身体活动"这些词时，我们是把它们看作场整体中单独存在的部分。身体中有思想，思想中亦有身体，并且身体是情境的一部分。

完形治疗师尝试在当下与来访者的现实生活接触，以促进对其生活节奏和模式的觉察和体验（PHG，1951）。在来访者的身体活动中表现出的接触和退缩模式，不论是细微的还是明显的，都反映了来访者的身体感觉——这种感觉不一定存在于意识的觉察中。击打或伸手的动作出现时，我不会去探索这些动作中隐藏的意义，而会与当下的现象共同发挥作用，为来访者对意义的觉察提供空间。此时，"事情就是完完全全表现出它们本来的样子，并且在它们背后没有任何东西"（Sartre，1948）。

对于来访者来说，为了提高他们对环境和与环境相关的身体的觉察意识，活动常常是有益的。事实上，身体运动常常会引起心理活动，这表明我们的存在具有一元化的本质。没有运动时，一个人对身体和与身体相联系的客体的感知是模糊的（Goldstein，1939）。

我们通过鲜活的体验而不是"谈论"一种体验来获得身体的感觉。当我"谈到"一段体验时，我就走出了脱离体验的第一步——是我所想的而不是存在着的，这种谈论体验的方式会削弱体验对我的触动或影响。谈到被伴侣拥抱和让自己真实地被伴侣拥抱是不同的。因此，在完形治疗中，我们通过鼓励即时联系来增强身体感受，提高对接触机能的觉察并模拟一种存在的表现方式，因为当我们习惯性地将体验放置于脱离实体的远处时，我们不仅贬低了自己，还剥夺了我们的环境。当然，这不是一种单方面的消极运动，行为始终是以场为背景的。如果个体遭遇了一种创伤情境，与身体感觉分离的能力将可能是情境所需的，并且这是一种有价值的能力。因此，我相信对于大多数人来说，通过提高对身体感觉的觉察，我们与"离身－具身"的觉察连续体相关的成长边界就能处于向具身一方的运动之中。

速度会削弱我们的身体觉察。在与完形治疗师的对话中，根德林（Gendlin，2008）举了一个例子，说明我们需要更精确地理解我们所谓的与身体接触的含义。当问一位女士她的身体感觉如何时，她回答说："我这里感到紧张，这里感到放松，这里也感到紧张。"这是一种不允许与身体有深层联系的偏转反应。与完形治疗的方法论一样，根德林继续说明他如何与来访者接触和体会他们的感觉，包括"让一个人的注意力进入，并在那里等待，在几秒钟或一分钟后，'感觉'就会形成并出现"（Gendlin，2008），实际情况可能比根德林所说的时间更长。他接着给出了情境的、场域的理论观点，这与完形哲学完美契合，"感觉是一种对生命某些方面的独特的身体感受，生命的复杂性，以及导致生命发生的所有事情的整体情况，'所有这些'都在一种身体感觉中"（Gendlin，2008：32）。

体验式练习

在房间里慢慢地行走，并把注意力放在你分配体重的方式上。你身体的哪个部位在承受压力，哪个部位缺少觉知？慢慢地从你的脚和小腿的肌肉群移动到你的额头。你甚至能描述从这些不同的身体部位所体验到的感觉——当然要以第一人称描述！只关注你的身体呈现了哪些信息就可以。

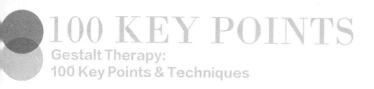

63

能量与活力

妻子和我带着我们五岁的孙子参观了一个水獭保护区，孙子一直对这种特殊的动物很感兴趣。虽然今天天气寒冷，还下着倾盆大雨，但他却没有注意到寒冷和潮湿，兴奋地跑来跑去，看着各种各样的水獭，尤其是被一只巨大的水獭迷住了。我们很喜欢他的热情，但我们自身的热情与他相比却还差得很远。妻子和我以更加悠闲的步伐四处走动，我们的注意力和保护区的居民一样集中在降雨量和温度上。我们的孙子知道他想要什么，所以他尽可能快地朝它走去。

我们可以看到他人所表现出的能量、兴趣和活力。目光亮度、音调、活动特点和支撑身体的方式都反映了与环境接触的质量。当遇到新奇的事物时，我们的能量、兴趣和活力就被刺激和提高了。当精力充沛时，我们就会更自由地去接触环境以满足我们的需求。如果在生活情境中得到充足的支持，我们就能对环境投入建设性的努力。我们被激励去满足我们的需求，并追随我们的兴趣。改变可能会通过解构固着完形的挑战性行为来达成，允许我们通过遵循接触次序来完成未竟之事。如果支持性的场条件缺失，或被认为一直处于缺失中，流动性就会丧失。对于拥有良好支持的人来说，能量会产生兴奋，对缺乏支持的人来说就会产生焦虑或抑郁。在拥有良好支持的人中，能量导致其感知到的生活空间扩张，而在缺乏支持的人中，就会导致其感知到的生活空间收缩。

在缺乏足够支持的情况下，即使是很小的挑战也会让人望而生畏，甚至可能会逃避。自我信念丧失并选择灰暗的生活，会导致活力的停滞和减弱。能量有可能看起来并不存在，但可以被直接用于对接触的调节，以已知来替代未知，尽管已知与当前的情境是不协调的。

当对待来访者时，完形治疗师需要把注意力放在来访者的能量流动上。我们可能会注意到在来访者的身体内能量从哪出现或者被阻止，注意在治疗中治疗师和来访者之间共同建构的能量和活力水平。注意能量何时下降、何时增加，注意应满足需求的能量模式，例如关注身体反应的过程（呼吸、肌肉张力、身体支持的使用）或引入运动，也有助于进行以干预为基础的过程诊断。

斯特恩（Stern, 2010）提出了创造活力感的五个方面：运动、力量、时间、空间和意图；如果我们认同共同创造出来的完形概念，那么作为治疗师，我们最好考虑我们在这些方面的优势和成长边缘。作为治疗师，我们需要关注我们自己的能量流动。将兴趣的丧失视为有意义的信息，并将任何兴趣或活力的变化视为场的功能，而与来访者或督导一同探究。对理论的教条会导致将生活隔绝在治疗之外。让我们好好学习理论，但当理论阻碍创造性和活力时，我们要用智慧来摆脱它们。

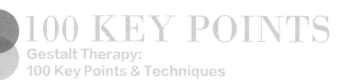

64

活着的身体

在完形和现象学中，我们使用"活着"（the living）或"活着的身体"（lived body）这两个术语。起初听起来可能有些奇怪，但使用这些术语是为了强调，我们治疗的是一个具有经验的、携带着历史的并与其所处的关系矩阵密不可分的身体，一个同时具有生理和心理的身体。"活着的身体"包括一个人的生活叙事史，体现在当下的经历中，"世界不是我想的，而是我所经历的一切"（Merleau-Ponty, 1962:xvii）。

尽管胡塞尔和其他人都讨论过身体，但现象学家梅洛-庞蒂把"活着的身体"带到了现象学中，他认为这是一个与世界不断对话的身体。活着的身体指的不是健身房里完美或不完美的身体，也不是色情文学中或解剖学中的身体，因为这些都是身体与世界脱节的例子；而是你的身体和你所生活的环境相互影响和塑造彼此，并且相互依存的生活系统。从文化上来说，我们可以考虑"双重环境"：我们用感官感知事物的世界以及我们内心的世界，即我们的个人经历和身体内部组织；但从完形角度来说，没有这样的区别（Kennedy, 2013:71）。梅洛-庞蒂（Merleau-Donty, 1968）认为内部和外部的二分法是错误的，因为它们是不可分割的，身体中有着精神，而精神中又有着身体；就像世界在我们的身体里面，而我们也在世界里一样。

我们的身体并非只是我们所认为的那样，而是我们在与世界进行对话中所经历的一切——这不仅仅指通过语言进行的对话——这是在预反射层面的会谈。这意味着当我遇到某人时，有些事情在被我意识到之前就发生了。"有些事情"指的可能是被吸引、排斥或紧张的感觉，但无论身体反应是什么，它都先于任何思考，这可以被广义地描述为一种感觉或气氛。然后可能会很快产生一种想法，比如"我对你感兴趣"或"嗯，这很奇怪，我对你很警惕"，但在这一点上，我会根据当下的经历做出反应。悲剧是，我们的预反射的身体经历可以通过文化背景的注入而归为客体的状态，从而将思维提升到身体之上。用笛卡尔的"解剖刀"，我们可以区分什么是分离的，什么从来没有分离过，现实是，精神和身体作为一个统一的整体在一个统一的场中工作——除了我们自己创造的层级之外，没有别的层级。这种分裂的过程和只靠理性和智慧的生活存在于早期教育系统中，孩子们"生活在人类自我的顶端，与低于它的任何东西都没有联系"（Palmer，1997:9），为未来的生活铸模。然而，为了来访者与自身，完形治疗师需要拥有作为具身治疗师工作的能力，正如斯泰姆勒（Staemmler，2012）指出的，如果我们是具身的，我们知道如何调节自己，以有效地恢复平衡并使自己稳定下来。虽然这是治疗师在遇到创伤时的一项基本能力，但与具有这种能力的治疗师在一起的行为本身就为来访者奠定了基础，来访者可以从他们的身体（包括镜像神经元系统）中了解我们的足智多谋。如果你和一个焦虑的人在一起，而不是一个表现得"可靠"、接地气的人在一起，你可以思考一下你每天在生活中的感受。

　　虽然最近和目前正在进行的神经科学发现令人感到兴奋，但我确实对这种兴奋可能导致完形和心理疗法中大脑、身体和情境的二分法持谨慎态度。如果我们沉迷于一组特定的神经元（或整个情境中的任何一个元素），我们可能会错过关于经验和意义如何在与我们的世界的关系中向我们揭示自己的本质，因为它不是通过单一的系统来实现的。经验和洞察力，我们可以统称为知识，共同诞生于身体与世界之间的对话中——法语中表示"知识"的单词是 conrenaissance，它的字面意思是"共同诞生"。用我最喜欢的一句法国哲学家和现象学家的话来恰当地结束这一个关键点："我们的身体在这个世界上，就像心脏在有机体中一样，它让看得见的景象持续存在，它为其带来生机，在内部维持它，并与之形成一个系统。"（Merleau-Ponty，1962:203）

65

感知整体

当我和一个接受治疗的人坐在一起时，我总是有这样一种体验：在谈论任何事情之前，我就知道这个人的情况，以及她与世界的联系方式。这种意识必须要用怀疑来缓和，它可能早在我在候诊室一见到她时就浮现，可能在她开始说话时浮现，也可能随着时间的推移在反思中浮现。有时，我会小心翼翼地分享一种明显的切身觉察或形象，当我们坐在一起时，这种意识或形象会强烈地压迫着我，尽管这听起来可能有点疯狂或与我无关，但是我的分享往往会在来访者心中产生强烈的共鸣。尽管我可以认为我有一种独特的能力，但我却一刻也没这样想过，而是认为来访者也会了解我的情况。我们可以称之为直觉或感觉的洞察力，这是在他人和我之间产生的。这不是我或她的能力，而是来访者和我在各自的关系场中创造的一种关系的能力，尽管我们的每个关系场在性质上都是独特的，但它们总是有更多的共性而不是差异。看似神奇的只是治疗师和来访者之间的开放，就好像这本书允许读者任意阅读。我们的神经通路，包括镜像神经元，在这一过程中发挥了作用，但将人类的协调和理解简化为一个单一的系统，既是简化论，也是对多层现象场复杂性的不尊重。

从完形心理学开始的完形理论并不认为知觉是个体的，而认为是整体的（见第4个关键点）以及将各个事物结合在一起以创造形式和结构的关系。奥地利哲学家克里斯蒂安·冯·埃伦费尔斯（Christian von Ehrenfels，1988）在研究时间完形特质（随时间推移的过程）时使用的一个例子与听一段音乐有关。当我们听音乐时，我们把它当作旋律来听，即使音乐是由一组离散的音符组成的，我们不仅听到了这些音符，而且创造了一个有意义的整体。同样地，在与他人的对话中，我们感知到的不仅仅是口头语言，我们关注交流中音调的起伏、与内容相关的动作、对方是否用语言和手势来"触动"我们，我们可以通过一些方法从感知中创造出一个有意义的整体。我们会更关注意识中的最后一个信号，无论这是一个动作、一个手势还是一次言语交流，因此，当下立即出现的信号是有意义的，（以各种潜在的不同方式）创造了一个"主体间旋律"，将前后发生的事情结合起来（Pawlett，2018）。这并不是说我们不能感知一段音乐或一段对话的独立元素。如果有一项任务需要将各个组成部分分开，例如在音乐考试中识别各个音符，那么该任务将变成一个图形，而不是一个整体有意义的自然图形。

　　像上述示例那样缩小整体范围本身无关健康与否，但如果来访者受到图形约束和／或束缚，比如经历抑郁发作、自杀倾向、强迫行为或创伤反应，则可能导致问题。治疗任务是提供足够的支持，使来访者能够看到她的整体情况。正如以往一样，健康是指在给定情况下，沿着一个连续统一体快速移动的能力。人们如何解读自己的感知，对于他们如何理解世界和在世界中发挥作用至关重要。完形心理学家认为，除了解释和意义构建之外，视觉感知还涉及选择、构建和组织，一个人现有的思维方式和刺激一样影响感知（Sabar，2013）。

66

阈限空间

我要感谢萨莉·德纳姆－沃恩（Sally Denham-Vaughan,2010a,2010b）的工作，他将阈限空间（liminal space）的概念引入了完形疗法。"阈限"这个词来源于拉丁语词根 *limen*，意思是阈值。"阈限空间"的意义超越了心理治疗的世界，被定义为两个地方之间的门槛，这些"地方"可以是存在的状态，字面上的位置、场景、时代或时间。一个阈限的空间是一个过渡的地方，你正要将某个地方留在身后，但还没有到达其他地方，我们可以把它看作一个完成的完形和一个新的完形开始形成之间的空间，看作两个完形之间的空余空间。在这样一个地方，我们可能会有一种站在某个事物边缘的感觉，"改变的过程将你引向未知的门槛。这个地方、空间和／或时间、时刻的特征是，人们愿意放弃任何熟悉的东西，并对正在出现的东西持开放态度。因此，它处于既'已存在'（being）又'将到来'（becoming）的时刻"（Denham-Vaughan,2010a:35）。

我们周围有很多实际的公共空间，可以被描述为阈限空间：候机室、机场休息室、楼梯或走廊。"丛林"（The Jungle）是法国加莱的一个非正式临时难民避难所，也是一个阈限空间（Howarth & Ibrahim,2012）。生活中的变化也有一些例子，可以被概念化为阈限空间：离婚和分离，职业的变化（如裁员、退休），搬家，结婚，丧亲，适应身体残疾。所有这些都有不确定性的特征——你过往的已知和未来的未知——它们也是最具压力的生活事件清单上的一些主要压力源。因此，遇到这些情况的个体往往可能前来治疗。虽然德纳姆上面的例子包含了"放手的意愿"，但我列出的一些例子是人们感到被迫进入一个门槛的情况。所有这些都是阈限空间，但它们在可供选择的程度上有所不同。虽然我们在"个人发展"的过程中，可能有时间在新的门槛边缘蹒跚而行，也可以选择退后，但在许多生活事件中，处境是由人的立场强加的，他们所熟悉的可能也会突然消失。

创造行为包括进入阈值状态。这个人有行动的潜力，他们精神上已经动员起来了，但肉体上尚未付诸行动。比如艺术家站在画布和调色板前，作家坐在笔记本电脑前，他们前前后后思考着各自空白屏幕上的第一笔或第一句话。在这个地方有能量，但它还没有被表达出来，它们处于一种充满活力的状态。有这样的能量存在，也许这就是许多艺术家和作家在开始一个新项目之前会感到焦虑的原因。在我们等待新来访者到来的过程中，可能会出现类似的情况。

无论选择的程度如何，或者我们当时的立场如何坚定，在进入一个阈限空间的过程中，"要摆脱我们固着的理解和自我形象，进入一个充满动态可能性的过渡状态"（Denham-Vaughan & Edmond, 2010: 14）。如上所述的特定现场条件将影响"转向"的速度，但过程是类似的。出于练习的目的，让我们花时间和空间来强调选择。我邀请你参与以下与你生活领域相关的"门槛冥想"（Denham-Vaughan, 2010b）。

体验式练习

坐着，最好是站着，密切关注你的呼吸，逐渐有节奏地前后移动你的身体或身体的一部分，并将注意力集中在身体内部的感觉。注意你的呼吸，吸气时向前移动，呼气时向后移动。不要着急，让你的身体适应这个节奏。当你适应了这种节奏，想象你自己站在门槛上，期待着前进，但还没有行动。让你自己回忆生命中那些为你打开机遇之门的时刻，并注意这在你身体中的感觉，你对那一刻的具体感受。保持这个状态一会儿。如果你和伴侣在一起，如果可能的话，讨论你的具体感受，如果你独自一人，你可以记录下那一刻。

当我第一次尝试上述练习时，就像德纳姆－沃恩（Denham-Vaughan, 2010b）在她的讲座中所说的那样，我开始关注我在生活中经历的"重大事件"，但这一点缩小到了我徘徊在机会门槛上的日常时刻，却又从中后退了一步。周六早上早起就是一个例子。机会经常出现在我们面前，我们可以选择前进或后退到我们熟悉的地方。我们的阈限空间位于我们熟悉的边界边缘。

3.3　对话：现于关系之中

67

什么是对话？

完形疗法中的对话和对话关系涉及一种特定类型的接触，可能包括也可能不包括文字。在与对方会面时，保持开放、尊重、真诚和接受的态度，"这是一种愿意'倾听'他人没有说出口的话，并'看到'看不见的话的态度"（Hycner & Jacobs, 1995:xi）。在完形治疗中，我们相信，这里只有我们创造的与他人相关的现实，在你我共同创造的现实中，脆弱、羞耻和软弱都是需要被承认的。开放地与他人对话是脆弱的，它需要一颗开放的心来接受视野的扩展，就像我们允许自己被差异触动。任何现实都是治疗师和来访者在对话时产生的。在与他人对话时，我们需要兴趣和好奇心，需要用眼睛和身体交流的能力，以及一个足以让对方接触我们的接触边界。

对话关系与完形整合的开始早于完形治疗的诞生。我们需要回到"第三帝国"崛起之前的法兰克福，哲学家马丁·布伯是劳拉·皮尔斯的导师，她提到他时说，"他对我的影响比任何其他心理学家或精神分析学家的影响都大"，并对他尊重的态度印象深刻（Cole & Reese, 2018）。尽管完形疗法开宗立派之作（PHG, 1951）的作者之一提出了这一主张，但从未提及布伯，而且只提到过一次"对话"（Staemmler, 2016），这表明精神分析方法中的关系立场的部分（完形产生于此并反抗它）仍然影响着这种新方法，因为在 PHG 的观点中，人际接触的治疗性质"发挥了边缘作用"。随后几代完形治疗师进一步将布伯关于关系和对话的思想整合到完形治疗中，并发表了具有里程碑意义的文献（Hycner, 1993; Yontef, 1993; Hycner & Jacobs, 1995）。

马丁·布伯是一位存在主义者、哲学家和著作丰硕的作家。在完形治疗中，他对于对话原则进行的哲学阐述已经被整合和扩展，特别是对人类存在关系进行论述的那如诗般的论文《我与你》（*I and Thou*）。完形因其存在、确认、真实性、对话和包容的价值而在布伯作品中受到赞誉。布伯认为自我是在与他人相遇的过程中形成的，这一观点与完形的自我即过程理论相吻合，并通过"初始即联系"这一信念加以总结（Buber, 1958:18）。

在完形治疗的对话关系中，我们承认来访者与治疗师之间的关系确实存在差异，但我们不把这种关系视为老师与学生或医生与患者之间的关系（它们可以被描述为纵向关系）。我们进入这段关系是为了服务于这段关系的双方。治疗关系是不平等的，来访者是我们关注的焦点，他们向我们寻求帮助，而我们可能会因此得到报酬——这是一种权力失衡。我们使用"横向关系"这个术语来说明这些差异，但我们确实有共同的人性，在我们的人性中，我们是平等的，我们都是世界中的一部分存在。在一段横向关系中，治疗师愿意展示自己，并在对话中与来访者充分交流。如果我们转而开始尝试"欺骗"来访者，或者使用我们认为对来访者有利的技术，而不是通过对话来解决，那么我们就把自己置于专家的角色，而不是一种对话态度。简单地传授知识是不足以促进治疗的。来访者遇到的问题根源在于某种关系的破裂或创伤，只有在关系中才能重新确认和／或治愈。

在接下来的几个关键点中，我将讨论对话关系涉及的不同元素，但要使这种人工过程具体化既不可取，也不可能。研究关系就像抓一把沙子，有那么一瞬间，你可以抓住它——感觉就像你手里拿着什么东西，但不可阻挡的是，刚才看起来那么稳固的东西慢慢地从你的手指间溜走（Jacobs & Hycner, 2009）。

68

我－你及我－它关联

我－你（I–Thou）、我－它（I–It）代表着两个极性关系的立场，正如人对其他人持有的两种原发性态度。联结和分离之间的自然流动在这两极之间发生，两者都是人际往来中必不可少的。当我们进行对话时，这种流动就是完形的本质。布伯认为所有的生活就是会面的过程，这些关系立场代表了会面的态度。两个术语之间的连字符有特别的意义，它代表着与其他人和世界的外部联系。根据布伯的观点，没有任何的"我"是单独存在的（Buber, 1958b:27）。

我－它的必要性和不可避免性在完形心理学文献中没有被完全认识到。在对话的过程中，我－它关系是重要的一极，需要有"判断、意志、取向和反思这些功能"（Farber, 1966，引自 Hycner & Jacobs, 1985:52），并且涉及自我意识和对分离的觉察（Friedman, 1976）。在我－它关系中，我们是具体的、目标定向的，关心行为而不是存在。任务成为图形，其他的会退回背景中。具体化是关系中必备的一个部分。"存在的本体论性质需要距离和关系"（Buber, 1965a:61–62）。

我－它关系可能是我们存在的一个必备部分，但仅仅是一部分。我们需要分离和联结。但是，我们生活在这样的一个时代中，接触的幻觉伪装于多种形式的虚拟接触中。隔离、脱离和异化会成为"舒服的"选择，同时亲近和亲密会变得越来越陌生。正如我们创造了许多越来越复杂的方式以保持距离。我们"不仅在个体之间是独立的，不仅在与自然的关系中是独立的，我们与自己的身体也是分离的"（Hycner, 1993:5）。可能没有任何时候像今天一样，急切需要为促进我－你对话而构筑基础，来促进纠正关系失衡，正如布伯所说，"无它（It）人将不存，仅靠它活则非人"（Buber，1958：85）。

我 – 你立场与关系中的行动和实现有关，而我 – 它则是关系中"存在"的状态。我 – 你关系是相互信任的，因此愿意向对方妥协折中，在妥协中，对方的人性是被认可的。当双方愿意互相妥协折中而不是靠强迫或哄骗的时候，我 – 你的相遇才能发生。正如布伯所强调的，关系来自优雅。

我们需要区分我 – 你态度和我 – 你时刻。我 – 你态度是一种开放的总体姿态，而我 – 你时刻是一种亲密联系的时刻，每个灵魂都会感受到对方的触动。在治疗关系中需要持有的是我 – 你态度，保持这种态度是治疗师的责任，"我 – 你对话之于完形治疗，正如移情神经症之于精神分析"（Yontef，1993：204）。许多来访者进门时就已经缺乏这种联系，他们不能在一段妥协折中的关系中汲取营养。通过治疗师的意愿在我 – 它关系中保持我 – 你态度，并在对来访者不存有期望的情况下伸出援手，这一切为此后建立深厚的治疗关系打下了基础。作为一种被称为"对话式"的关系态度（Hycner，1985；Yontef. 1993），我 – 你态度是可能孕育我 – 你时刻的沃土。

我 – 你不能由意志来实现。在这个矛盾的职业中存在一个讽刺性的事件，如果我们把目标指向我 – 你关系或者我 – 你时刻，我们会立刻对我 – 你关系进行具体化，从而导致了我 – 它关系。这同样也是每一个亲历我 – 你关系者的宿命，退回到我们的过去而成为记忆，也许是珍贵的，也许是模糊的或悲伤的，但不过是作为一个整件事物而关联着，一个事件——一个它。

把关注点放在我 – 你关系概念上的一个危险就是"我"的背景和"你"的背景会被削弱。在对话关系中，我们应当保有这种觉察，即在来访者和治疗师各自的情境以外，还存在一个整体性的"在别处"的关系场，这个场会影响"在此处"发生接触的方式。发生的任何对话关系都是双方情境的一部分，而不是一个高度囊括的事件。两个场相遇。但来访者的场更为重要。如果我们没能参与到来访者的情境中，我们看到的就会比他们少，因此不可能呈现出真实的我 – 你关系。

69

之间

在之间的某个地方，

原子跳跃，然而未见，

不是由你或我创造，

但与"我们"融合在一起，

他们优雅地相遇，也优雅地移动，

我们的能量，我们的心，我们的真理，

这些原子试探性地悄悄减弱，隐藏，

但神奇的是——我不知道如何，

你的"我"就遇见了我的"你"。

在一个和其他人的对话关系中，我们很容易认识到这里存在两种现实，但是也存在着在关系之间产生的第三种现实。这个现实比其各部分的总和更好。在过去的30 年里，完形和心理治疗已经从关注心理内部过程的个人心理学转向探索治疗关系的双人心理学。然而，治疗关系以及这种关系之间的关系不可能是自成一体的，它是在一个关系场内制定的，这个关系场超越了单纯的二元关系，包括情境的基本结构，也包括政治、环境和生态在内的二元关系的各个场。因此，准确来说，这种"双人心理"是一种多层次的心理。在这个复杂的矩阵中，会面中出现的内容将改变治疗师和来访者，改变的程度将取决于他们接触边界的渗透性或不渗透性。当创造我们个人世界的物质与另一个世界重新建立联系时，他们的相遇也将改变更广泛的场。在完形心理学中，我们感兴趣的是主体之间发生了什么，因此密切关注治疗师和来访者之间发生了什么以及如何发生，而不是单一地在来访者身上去探寻。这是因为我们相信对话中的意义无法单从一个人或者另一个人身上找到，"也同样不是由两者共同产生的，而是在于对话本身，在于他们的互动'之间'"（Buber，1965a：25）。

在众多因素中，来访者和治疗师之间会发生什么取决于完形治疗师的治疗哲学。一些治疗师更喜欢积极、实验性和直接挑战性的方法，更侧重于自我功能。与此同时，那些关系完形学者更关注本我功能、前接触，逐步动员和接受来访者的主观经验。"强调支持而不是挑战，并对关系学派间的融合保持宽容"（Denham–Vaughan，2005：11）。

如果我们对关系世界持有一种主体间性的观点，经验和行为就只能够在来访者的情境背景下被理解。现实是在来访者的情境之间形成的，因此根据定义，它必须是流动的。采取一种我 – 你态度意味着治疗师在关系中与来访者共同参与并形成意义，而不是像其他方法那样解释意义——即使治疗师永远是作为一个"它"而存在的。也就是说，治疗师培训中完成的诊断地图是来访者和治疗师之间可能出现的一部分情况，它们可能被作为共同创造意义过程的一部分，也可能被视为是虚构的作品！就我 – 你时刻而言，当心灵接触或现象世界碰撞时，没有方法可言。

当我们放弃独立存在的时候，就会有一个想努力接近以接触他人的时刻，但却又无法保证彼此的相遇。这个时刻可能会让治疗师和来访者都产生陷入僵局的恐惧。我们可能尝试采用一种"专业的"存在方式，回归技术或者通过向来访者提问来疏远与来访者的距离。提问和技术在治疗师的工作中具有一定的地位，但如果来访者的需求是因为关系，我们就需要放弃它们，"决定现实的是治疗师不是方法……我找寻方法，仅仅是为了使用它而不是信奉它"（Buber，1967：164）。

70

代入和共情

　　在本书第一版中，我将更传统的共情（empathy）观描述为一种单方面的活动，在这种活动中，治疗师感同身受地与来访者互动。第一版中本关键点的副标题是"关于共情的一个警示"，这与皮尔斯（Perls, 1973: 105）的观点相呼应，即"如果治疗师拒绝共情，他就丧失了这种主要工具的场"，而完形治疗师必须"对整体情境有一种关系觉察"。皮尔斯认为在完形治疗中不应该包含共情，他说"共情不可能有真正的接触，在最坏的情况下，它会变成混乱"（Perls, 1973: 106），这表明他对混乱的厌恶和对共情的厌恶一样多，两者听起来都很危险。因此，马丁·布伯（Buber, 1958）将代入（inclusion）描述为一个过程，其起点为两个独立的自我，并由此向关系移动，这一描述更容易与皮尔斯的观点联系在一起，并被整合到完形疗法中，因为代入被描述为在来访者的经验世界和治疗师的经验世界之间穿梭。布伯认为这是一个同时发生的过程，尽管我不能将其等同于完形中的图形背景理论。布伯认为共情是一种重要的"感觉"，但是根据它的本质，这种感觉忽视了对话中的一极。他认为代入是试图体验对话双方感觉的一种存在性活动，代入涉及对他人经验的具身性体察，同时又不失对自身具身性体验的感知。

　　传统的共情观点中包含治疗师的经验，而共情则需要治疗师的具身性体察。斯泰姆勒对传统的共情观点进行了讨论，并将其总结为"治疗师进行的单向活动，主要是精神活动，身体的维度或多或少被忽略了"（Staemmler, 2012: 55），这种观点将传统共情概念中片面、脱离实体、个体主义的本质拓展为一种更交互的、有形的观点，将共情视为一种基于主体间性的社会参照形式。我想知道，如果皮尔斯现在还活着并了解当代的共情观，他是否还会想把它从治疗关系中剔除。

布伯是一位高产作家，在他后来关于代入的一些作品中，他将其描述为由此及彼，离开你所处之地，"是一种剧烈的摇摆——要最强烈地扰动原有的自我——进入其他人的生活中"（Buber，1965：81），以及"治疗师必须感受另一侧，即关系中来访者的一侧，就像对来访者的感受感同身受一般"（Buber，1967：173）。这些描述可以适用于更现代的共情观点。在与卡尔·罗杰斯的讨论（Anderson & Cissna，1997）中，布伯和罗杰斯对共情和代入的看法似乎没有什么不同。对罗杰斯来说，共情是他以人为本的方法的核心，他和皮尔斯一样有对于混乱的担忧。同样以共情为核心的自体心理学家海因茨·科胡特也是如此。

在完形疗法中长期存在着不同的观点，即是应将共情与布伯的代入进行对比（Hycner，1999；Wheway，1997），还是将其等同于共情（Jacobs，1992；Yontef，2008），这可能更多地取决于对该术语的理解方式，选择"代入"这个词而不是"共情"已经有些过时了（Strawman，2011：7），在心理治疗领域，现在很少有人会认为共情等同于失去对自己经历的感觉。

无论我们在实践中提到代入还是共情，治疗师都尊重来访者的现象学经验，而不放弃自己的现象学经验。治疗师尊重地进入来访者的世界，尽可能在他们的处境中体验他们的感知，而不进行评判、分析或解释，同时保持自身独立、自主的存在感。完形治疗师的出发点是倾听来访者的故事，同时注意她和来访者是如何受到影响的。治疗师在寻找他人的意义的同时，注意到自己的反应中呈现的信息，这些反应可以是感觉、身体反应、情绪或想法。

我认为与来访者保持完美的代入与共情是不现实的，我们是人，在任何关系中，都会有某些时刻让对方感到被忽略。作为治疗师，我们的任务是在片面的代入／共情的基础上建立一个坚实的关系基础，因为"人的神秘本身就吸引着我们去尝试新的、更深层次的理解"（Dilthy，2002：233）。

71

存在

在对话的切换过程中，完形治疗师需要做好准备，让自己全身心地投入其中，让自己感受到与来访者的接触，以及感动和脆弱的情绪。因此，存在指的是在对话中真诚地、每时每刻地讲述，尽管它会包括一些柔和的反应，但治疗师主要是通过她的真实性、关怀和开放性而非持续的温柔来表达她的关心。正如布伯所说，"如果要进行真正的对话，每个参与对话的人都必须深入其中。这也意味着他必须愿意在任何场合说出他心中真正的想法"（Buber, 1992:78）。我们对我们如何受到他人的影响持开放态度，"此外，他在精神上的贡献没有减少，也没有改变立场"（Buber, 1992:78）。这有时可能会涉及一定程度的挑战，例如，当你说"我感觉很好""我感觉被推开了"时，这样的回答可能会被误认为是拒绝。存在感的治疗作用不仅仅是一种许可，让你在回应来访者时表露自己的感受。我要重申，任何表露都需要为对话服务，因此需要分级辨别，在此期间，治疗师作为对话的管理者，评估如何根据坐在他们面前的人来校准自身的存在。如果我们把自己的存在感调整得过高，那么可能导致来访者不堪重负，感到没有足够的空间容纳他们，或者是自己被贬低了。踮着脚尖走路，过于认真地显示你的存在，来访者可能会感觉未被注意、未被倾听或者对治疗师缺乏兴趣。我们有时会犯错误，但如果我们注意到来访者对我们过度或不足地展示自己的反应，感知和观察非语言交流，就可以知道我们下一步可能需要什么。例如，如果治疗师在被需要的时候退缩了，可能会有一种沉重的气氛，反之，如果她过度用力地进行表达，来访者可能会身体抽搐，她的肤色可能会略微苍白。注意到这种失调的时刻本身往往可以证明治疗是有作用的。

存在（being presence）不仅仅是在一起（being with），它是以完全具身的方式展现你所有一切：认知的、情感的、精神的。德纳姆·沃恩（Denham-Vaughan, 2010:39）将存在描述为"充满活力的接触和设身处地的回应"，因为这种具身的存在感涉及我们所有感官的参与，支持我们带着兴趣和好奇心进入关系之间，同时提供给我们透明度。作为一名对话完形治疗师，我们需要"训练自己注意自身并不是作为一个隐喻或想法般的存在，而是有脉搏、有手势、有呼吸的来访者的同伴。正是通过我们的共鸣，我们与来访者建立了联系，并帮助他们充分表达他们在变化过程中的体验"（Clemmens, 2012:48）。治疗师以这种方式与他人会面，通过使用自我向他人展示存在，有可能治愈过去的破裂关系——受忽视的女人被看见了，无人注意的男人被注意了，得不到认可的孩子被认可了。

布伯建议关系治疗师需要发展一种"超然的存在"（detached presence）。在阐述这个矛盾的立场时，他提到，治疗师需要的是能够思考在关系中的某些时刻发生了什么，同时要完全参与到这种关系中。我把这个过程看作在参与和自我中心之间的一种快速穿梭，治疗师这架"直升机"要高于这个关系，以反思那一刻发生的事情。这是一个展示了存在是如何既存在（being）又有行动（doing）的例子。这种辩证法一次又一次地在实践存在的艺术中呈现出来，布伯在谈到语言时把它称为本能（nature）和创作（work），"生长的东西和制造的东西，在高度忠诚的氛围的对话中，必须重新体现两者的统一"（Buber, 1992:79）。

72

确认

确认（confirmation）是对一个人整体存在状态的承认，并将其传达给另一个人。鉴于"代入是完全接受另一方的立场，确认是传达这一点的行为"（Cole & Reese，2018:24），在单独观察对话的这些不同方面时，我们制造了一种虚假的分离，代入、存在和确认之间的界限可能会模糊，例如，我所练习的存在可以是确认。每个方面与所有其他方面一起运作，就像我们的心血管系统的不同结构一样，但如果我们要理解整体，我们还需要了解这些不同结构是如何发挥作用的。马丁·布伯在与人本主义学派创始人卡尔·罗杰斯的对话中说，确认意味着"接受对方的全部潜力，甚至对他的潜力产生决定性的影响"（Buber，1999:266）。我从中得出的结论是，我在此时此地始终如一地传达对他人潜力的信念，有能力改变此人未来的生活轨迹，而确认可以真正改变"在当下隐藏着，而未来可以成真的事物"（Buber，1999:243）。

为了确认来访者，我们需要尽可能地进入他的现象世界，悬置我们的判断（Hycner & Jacobs，1995）。确认发生于我 – 你（I–Thou）接触的时刻。但是，它不仅限于治疗中的巅峰时刻，而是保持在对话态度的结构内。如果我们带着对他人的尊重和欣赏与来访者相遇，用平等的态度对待他，那么我相信来访者能感受到他们作为人而被确认。我们需要用各种方法肯定来访者的独立存在：唯一性、分离性、差异性、接受性和连通性。很多人对确认的需要如此之大，以至于如果确认不了他们是谁，他们会靠想象他人的看法并据此适应来完成确认。在治疗室里，成长中缺乏确认的来访者可能会去寻求怎样成为一名"好的来访者"。治疗师需要考虑的是怎样不留痕迹地支持他。

在生活中，我们常常被有条件地确认为一位好的运动员、好儿子／女儿、好父母、好的治疗师等。这种条件性确认的对象是在对被确认的人进行充分了解后得出的此人能多好地履行角色，而非这个人本身。这个过程在治疗中同样适用，"好的来访者"是可以证实自己是什么而非自己是谁。因此，我们怎样确认徘徊中的来访者呢？确认是确认来访者的存在而不是他们的行为。因此，治疗师能向来访者证实他们是谁，但并不一定支持，甚至有可能会质疑他们正在做的事。

在确认他人时存在两种行为。首先，它采取一种意愿行为来转向来访者——在治疗师的背景下去确认当下的意愿。其次，确认行为是心甘情愿来完成的——不能强迫。因此，过去破碎的关系可以通过这种会面去治愈。按照将自我看作一个过程的完形理论，确认是一个连续的过程，而不是我们在其他关系任务中所做的什么事或转变。这种关系态度需要普及到整个治疗情境中。治疗师需要将确认看作一种首要的态度，用以支持那些感到迷失、羞愧、内疚或负罪的来访者。

确认似乎包含了科胡特所描述的"镜像"的许多特质，但自体心理学的镜像并不完全符合布伯关于确认的概述，"当我进入他人的生活体验中，让另一个人以他／她独特的存在呈现时，我试图确认那个存在就是他／她、就是你一样"（Orange，2010：27）。欣赏（appreciation）是另一种可能与确认混淆的特质。欣赏当然可以起到治疗作用，但它与确认的显著区别在于，它关注的是动作和行为。它当然可以支持确认，但确认其他人的存在是一个持续的过程，而欣赏主要关注行为。

在早期发展的几年中，缺乏确认与"精神疾病"或者"精神病理学"紧密相关，并被海克纳（Hycner，1993）定义为对话过早终止的结果。特鲁布（Trub，1952）描绘了一个慢性回射的悲剧性场景，这种回射被因剥夺而产生的核心内摄滋养，这种剥夺源于当他与心底里最渴望接近的人分享自己的想法时，没有被对方听到，此时对于一个孩子来说，唯一的选择就是让这声音令人伤感地返回自身内部。也许我们作为治疗师不能对这种被动的伤害行为进行充分修复，但是我们可以证实来访者现在的一切，包括他们在生存中的创造力，例如承受持久创伤。

73

致力于对话

　　劳拉·皮尔斯通过她与马丁·布伯的会面，为完形治疗带来了基础，当代完形治疗师海克纳、雅各布斯和永特夫进一步发展了对话的要素之一，即承诺和屈服之间的关系，也就是所谓的致力于对话。与将布伯或其他理论的观点引入完形疗法会稀释完形的观点相反，永特夫指出，"关系完形疗法的特点是欢迎引入"（Yontef，2009：43）。这些引入需要与完形的情境 – 现象哲学紧密结合，才能无缝地融入方法中，而布伯的诗歌写作和对话思维的引入实现了这一点。

　　致力于对话就是治疗师准备好"走过狭窄的山脊"（Hycner，1993:14），正如布伯所说，"在深渊之间，没有可表达的知识的确定性，但满足未知的确定性"（Buber，1965a:184）。致力于对话意味着进入另一个现象学的世界，而这个世界反过来又会冒着被抛弃和被打破平衡的风险，因为我们之前的安全感受到了挑战，有时是彻底的挑战。如果我们充分认识到没有一个人的现实比其他任何人的现实更有效或无效，那么我们通常认为奇怪的、神经质的或患精神病的那些人的现实也与我们自己的现实一样有效。我回忆起我作为完形治疗师在英国国家健康服务中心下属的二级精神病服务机构的一些工作经历。多年来我一直为一个叫作约翰的人做咨询，他有妄想症，伴有触觉幻觉。他相信他的背上有魔鬼，面对许多其他的经历和我们可能称之为症状的偏执思维，我们做出了偏执型精神分裂症的诊断。我花了一年多的时间坚持在空余时间和他会面，每次会面都不是在舒适的治疗室里，而是坐在他那间卧室的地板上。当我们终于能定期见面，并且我开始获得他的信任时，他开始越来越公开地和我分享他对世界的经验。我并没有急于更正他的信念，包括相信墙上有窃听设备，以及他的背上经常有魔鬼的经历，我以开放的心态致力于我们之间的对话。每周与约翰至少见面两次，我渐渐地喜欢上了这个人——毕竟在那样的环境中工作的机会不是轻易可以拥有的。通过致力于与约翰对话，欣赏他的真实，敢于进入我们之间的关系，随着时间的推移，我开始了解他对世界的看法是如何形成的。他觉得自己被理解了，难以置信的是，他严重的"症状"消退了，他开始时不时地联系我。在我们的许多次会面之后，改变的不仅仅是约翰，我对于我自身对现实的看法也产生了怀疑。对话的范畴超越了语言，"对话有我们不能充分定义或者描述的美学特点，它动摇了我的灵魂并把我全部包含在内"（Korb，1999）。因此，当我们不以这种方式被动摇时，我们就不会致力于对话。

我的情境、我的场、我的生活空间都是我和世界的对话。我如此忠诚于这样的对话，是因为任何承诺的缺乏都将意味着我不相信我所知觉到的一切，这是一种我们可以想见的精神错乱的碎片化状态。在治疗关系中没有致力于充分欣赏（不一定是同意）来访者看待他们世界的方式同样也是不明智的行为。忠诚于对话的对立面是什么呢？就是将其他人看作"它"，将其物化、拯救、当作婴儿般对待，将他人视为物而非自主又处于联系中的人。

74

协调

　　我想起我治疗的一位年轻人，他酒精滥用已经到了惊人的程度。我们第一次会谈，他讲述了不管他"曾做"什么都得不到父母的认可。虽然一直寻求，但没能从他父母那里得到"行为上的肯定"，于是就转向他的同龄人寻求这种肯定，"我觉得我擅长喝酒，因此我就去喝酒并且不停地喝"。对此我感到深深的悲伤并简单回应他，"但是你依然没有得到关注，不是吗？"他起初看起来很惊讶，然后泪流满面。这是治疗师通过与来访者情感协调来施加影响的例子。情感协调需要在随时间变化的情感状态中被不断重复，且要对那些在发展中被忽视的领域进行特别的关注。

　　与来访者"与世同存"的状态相协调促进了参与，成为自我发展的先决条件。它是践行代入过程的核心，并且是一种具身经历。在上面的例子中，我并未感觉到身体某个部位是悲痛的或仅仅这样想一下，相反它是一种悲伤袭来的感觉。你会有自己的协调风格，且会从一个人和一种情境转变到另一种。通过积极的反移情，我们可能会协调自己经验场中的元素，这可能使我们远离来访者的关系场而转向我们自己的关系场，我们要对此保持警觉。但是，这种失调——如果没有被治疗师的督导发现——不应该被仓促地忽视掉。如果从共同移情的视角来看的话，它会在我们考虑治疗失败发生的关键点时提供有价值的信息，并提供有关"过去的关系对于来访者来说会是什么样的"的启示。我们需要追踪我们在尝试与来访者协调中，失败时的情况和似乎成功时的情况，并在更广泛的背景下考虑这些二人治疗或小组治疗经历。这种状况的发生需要被看作一个场事件。有价值的自我监督问题可能是这样的：什么模式能够替代？之前的来访者以类似的方式被忽视了吗？什么样的感觉状态更容易同来访者协调并且对治疗师来说是一种熟悉的模式？

一些实验技术能够帮助治疗师与一个来访者"可能"的经历相协调。这样一个实验的目的是预设一种与来访者类似的姿态，去"尝试"他们坐下或移动的方式。由于任何实验都需要我们准备背景，并且留意实验可能揭露的真相和潜在的不足。治疗师能够模仿来访者支撑身体的方式、行动和呼吸的方式，注意并反馈任何部位产生的紧张和特别的感觉。我们需要意识到自己支撑身体的习惯性方式，并且注意不要告诉来访者我们的感觉，但是可以尝试分享什么觉察出现了，并且看看是否与来访者产生了共鸣。比如，在呈现对来访者某种姿态的印象时，治疗师可能分享他们感到紧张，或是在某一特定方面感到很尴尬，或者有一种让我们变得渺小或蜷缩起来的感觉。或者，治疗师也可以与来访者一同走进治疗室，并再次描述其印象。由于这样的实验需要从对话中产生，并且起初是从一种即时性转入我 – 它关系中，但可以成为促进更具即时性背景形成的一部分。"对具身存在和缺席（分离）的协调可以在治疗中提供一种生动的联结方式"（Orange，2010:64）。

我们需要意识到行为具有不同的文化意义。文化不协调的典型例子建立在错误假设的基础上，它围绕的是个人空间、目光接触和身体移动，其意义在不同的文化间有根本的差异。为了证明这个假设，我们需要通过留意我们的感觉和与来访者相关的身体反应，来增加对来访者经验的感受，也要承担在治疗室之外进行关于文化差异的自我教育的责任。

情感协调就是对他人需求的认知，并且转而去回应这些需求。这是向对话迈进的一步，但不是终点。为了能走向和保持一种对话关系，在持续的治疗中我们需要不断与来访者重新协调。

斯帕格诺罗 – 洛布使用术语"审美关系知识"来描述一个类似于协调的过程，"在这个过程中，治疗师通过会话与来访者产生共鸣，治疗师的察觉（sensing）/感知（perceiving）行为不仅是共情，是对来访者体验的认同，也是共鸣（resonance）"（Spagnuolo–Lobb，2019,2019b）。"共鸣"一词的使用特别有趣，因为如果你把两把小提琴放在房间的两端，拨动其中一根的"A"弦，另一根就会产生共鸣。如果我们愿意倾听，这个世界也许就是为了联系、共鸣和协调而存在的。

75

持久的关系主题

正如第 37 个关键点所讨论的那样，已经有许多人尝试将精神分析中移情和反移情的概念导入和整合到完形治疗中（Yontef，1993；Philippson，2002；Melnick，2003）。尽管进行了如此勇敢的尝试，这种概念的融合与导入并不能算得上成功。我认为移情概念不适用于完形治疗的原因有如下几个方面：

● 传统的移情观点更关注过去，关注将过去的关系投射到当下，而在完形治疗中，当我们对过去如何塑造现在感兴趣时，我们更关注从现在到未来的变化。

● 移情的经典观点不是场论，因为所有经验都是从直接情境中形成的。如果你认为我是一个父亲的形象，那是现在发生的，并且是共同创造出来的。

● 完形（和其他学派）中的"移情"一词已被广泛而随意地使用，以至于在提及它时很难知道其实际含义。

● "移情"一词是不必要的，因为"移情概念旨在概括的人类关联的复杂性……并不是治疗情境所独有的……"（White，2008：13，引自 Jacobs，2017：9）。

可能会有一种单独拆除理论而不提出其他观点的倾向，但在提出反对移情的理由时，雅各布斯（Jacobs，2017）认为，通过持久关系主题（enduring relational themes，ERTs）的视角来动态看待治疗关系，仍然忠实于完形的情境和现象学世界观。我认为这是对关系场内发生在来访者和治疗师之间过程的更具体的描述。

现象学家梅洛 – 庞蒂（Merleau-Ponty，1962/2014）断言，当下的现实包含过去和未来。因此，我们过去的重要他人和经历将塑造我们对未来的预期并在当下表现出来。这些持久的关系主题需要被视为一种组织活动，来访者在这些活动中将治疗情况同化为他们迄今为止经验的主题结构。关系主题的呈现可以被视为来访者与世界关系的缩影，因此，当它们呈现时，就有机会获得变革性体验，通过与来访者在不同的关系情境下会面，治疗师至少有机会对过去的伤害进行部分补偿。在一个包容个体的人性的对话关系中，随着时间的推移，始终保持我－你的态度，就可以形成新的 ERT。

那些限制自由和感知并深刻而有问题的 ERT 往往有其根基，而这些根基又可能被保护在接触的调节层之下。这种关于自己的具身的沉淀信念，经常出现在曾经经历高度虐待和 / 或创伤的人身上。我们需要认识到这是对当时情况的创造性调整，而这些调整很可能已经过时。我说的是一种建立在"我不可爱""我是错的""我是有毒的""我不值得关注"等主题上的关系方式。虽然这种信念最初看起来是自成一体的，但它们确实是一种关系的索引。"在任何主题中，其他人总是被暗示的。例如，一个来访者说'我很笨'——来访者可能没有意识到这句话暗示了一种关系，但认识到这一点就可以开启一场探索，一个人不可能是愚蠢的，除非有一个叫作'聪明'的人"（Jacobs, 2017: 11）。两者都不可能是错误的、不可爱的、有毒的等等，这个信息不管是说出来的还是通过类似于渗透的过程吸收的，都表明有一个环境导致了这种看法的产生。这样的 ERT 在一个古老的领域中发挥了作用，但来访者现在正面临一个选择——他们可能没有感觉到，可能没有意识到，但仍然是一个选择——关于是否继续这种存在方式。作为治疗师，我们任务的一部分就是帮助来访者理解他们的经历，使经历成为他们自身的一个组成部分，并帮助他们知晓将来可以成为什么样的人。我们不是要对我们可能认为有毒或有害的东西进行一些不可能的"手术切除"。我们寻求提供一种不同的关系经验，从而发展出一种不同的 ERT，一种信任和以人为本的经验。这将改变来访者对他们在这个世界上如何被满足的期望，提高对现有 ERT 的认识，同时增加他们在当下进行接触的能力。

76

自我表露

　　作为治疗师，我们要选择的不是要不要自我表露，而是表露到什么程度。我们支撑自己的方式、讲话时的语调、所穿的衣服，以及治疗室的颜色都是一些彰显自我的东西。创造一个白板是不可能的，在完形治疗中也是不可取的。

　　完形从精神分析演变而来，反对自我表露的中立和节制。但现在也有一些精神分析学派的分支与完形观点一致，认为真理应该是共同创造的而非被揭示的，"尽量减少个人的自我表露这一观点逐渐过时了……分析师必须愿意尽可能充分地与来访者分享他/她自己相关的经验"（Renik，2004：1056）。这种治疗立场为对话和代入提供了新的可能，但这是一把双刃剑，因为它也为治疗师滥用权力提供了更多的可能性。不过，研究表明治疗师谨慎的自我表露有助于来访者的成长（Myers & Hayes，2006）。

　　作为治疗师，我们什么时候可以自我表露？这个广泛而深远的问题有一个简单的答案——视情况而定！本质上，我们在服务于对话时会自我表露，而当将首要的关系焦点从来访者那里移开时，我们通常不会自我表露。"具有对话性思维的治疗师根据进一步加深（或截断）接触的因素来鉴别和调整自我表露的程度"（Resnick，1995：4）。当我们发展形成了与面前的人无关的固着方式时，我们就远离了对话的状态。我们需要让我们的接触边界具有足够的可渗透性去满足情境需要，同时也要让我们的治疗边界足够严密以防止能力的滥用。

　　何时自我表露完全取决于场条件，其中包括：关系的发展阶段，来访者和治疗师的联结风格，是否存在自我表露的禁忌证（例如来访者遭受了急性创伤）。自我表露可以被积极地用作对来访者的肯定、一个对话实验、一个挑战、一个层级结构的扁平化、一种了解来访者经验的交流工具。"自我表露只有在它促进治疗过程和增进关系时才是合适的"（Zahm，1998：28），虽然这是一个很好的一般准则，但在某些情况下可能需要采用更多的理论观点。德斯蒙德举例说明了治疗师在性行为方面的自我表露可能带来的积极作用，它可能不仅仅是治疗性的，而且在对抗同性恋恐惧症的过程中，还能超出双人或团体的范围，"对性行为的自我表露在治疗师建立治疗过程的舒适感中很有效……并且证明这些问题对每个人都很重要"（Richards & Barker，2013：137，引自 Desmond，2016：49）。

我们可能都经历过各种形式的伪自我表露，它更类似于责备，比如"你让我感到愤怒"。使用"我–你"的言语不但可以消除偏转，而且还能使"你"以及二者都更鲜明。相反，不合时宜的自我表露或过分关注治疗师的"我"会让来访者从发展的图形中分心。在停下来"看看他或她一直在想什么、做什么、感觉到什么、重视和想要什么"中发展反射性思维（Brownell，2018：217），是完形治疗师需要培养的一项技能，用来防止不恰当的自我表露，但这需要与对更自发的存在方式的需求相平衡。

不同形式的自我表露与不同的时域相关。通过分享当下的反应，我们可能会不自觉地模仿一种感觉、思想、情感，或者我们可能分享一种想象，比如来访者在他们的情境里可能是怎样的，或者我们能看到的一些潜在事物。我们可能通过将来访者的经验尽可能正常化，而非自我沉溺的方式，来反思自己过去的经验。我遇到一个来访者，她的妈妈被诊断为精神分裂症。她特别担心自己也得了这种病，因为她常常自言自语；当我向她透露我也常常大声地自言自语时，她感到特别吃惊。

关于自我表露，劳拉·皮尔斯给出了如下广泛准则："只有当我的大部分觉察能够使他自行迈出下一步时——这能拓展他在当前机能失常情境中进行冒险所获得的支持——我才会进行口头分享。"（L.Perls，1992：119）尽管我认同皮尔斯的哲学理论，但由于她仅解决了关系的一个方面，所以还有更多的问题需要考虑。有时在治疗室之外可能发生了对治疗师而言尤为紧迫的事，以至于妨碍了他与来访者共处的能力，或者来访者注意到治疗师对这种外界干扰的反应但采取了一种自责的模式，那么自我表露就会出现。我们没有能够囊括一切的方法，有时由于关系的发展阶段和来访者建立联系的性格遗传学类型，治疗师需要在这些时刻进行回射。无论我们的临床决策是什么，我们都需要意识到，未被分享的反应仍然存在于关系场中，并且会塑造关系。

我建议你考虑一下自己与自我表露相关的成长边界是什么，是否发展一种克制或者更开放的能力，以及在不同的关系中它是怎样变化的。

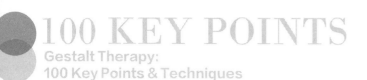
77

关系转向

　　"关系转向"（relational turn）描述的是一种完形治疗中思维、工作和存在的方式，强调人类对联系和相互依赖的需要，有别于过往观念所强调的自我支持、自我分化、自我调节以及使来访者感到挫败的需要。与这些术语相关却会被忽视的是，"自我"有时并不是自足的，但从完形的角度来看，它是作为过程的自我，因此是隐含的关系，自我是"接触实际瞬时存在（actual transient present）的功能"（PHG，1951:371）。"实际瞬时存在"既不包含在治疗室的空间之内，也不包含在当下的时间框架里，要借鉴之前的关键点中讨论到的领域，现在发生的事情从过去延伸到未来，并在一个关系领域内。忽视这些因素有时会导致完形治疗走上个体主义的道路——例如弗里茨·皮尔斯在伊莎兰的工作经历。与"我"站在不美好的孤独中的观点相反，"'我'并不代表行动的起源，而是一种关系性的成就"（Gergen，2009: 133），因为它必须始终依附于"你"、他人和情境，"而不是认为自己是完全独立的个体，我们首先是相互联系和相互依赖的，我们不能以其他方式存在"（Parlett，2015:103）。

　　关系转向通常被描述为从个体心理学到双人心理学的转变（Joyce & Sills，2018），虽然这可能是对不立足于场论的人本主义疗法的充分描述，但我认为这不能充分描述当代完形治疗的关系哲学。我认为完形中的双人心理学代表着我们的方法从个体主义范式转变并迈出发展性的一步。人被视为具有有机的需求、欲望和冲动的集合，个体间的关系和共同创造受到了更多的关注。但来访者和治疗师之间还存在着无数构成场／情境的其他因素。因此比起双人心理学，将关系完形疗法描述为一种情境或场心理学的运动更为准确——一种超越单一的他人，具有多方面、多层次影响的心理学。

在通过转向更多的对话性、关系性立场来纠正平衡时，我们需要注意不要通过无意中贬低实验的方法和技术而"将婴儿和洗澡水一起倒掉"。我在英国担任完形治疗师和培训师的经历得到了许多同事的认可，虽然我们教授运动和积极的实验，但在临床环境中关于它们的实践一直在减少。练习技术与身体锻炼以及对话之间不应该存在分裂，这并不是两种对立的情况，又或者说，我们正在用我们的身体与世界对话。完形的系统理论和方法整合了对话关联和创造性实验（Yontef & Jacobs，2010）。在关系治疗中，需要在"我 – 它"关系和"我 – 你"关系之间有节奏地流动，同时保持总体的"我 – 你"态度。这是通过治疗师适应自发性的损失和能量的变化来实现的，时刻在关系中重新定位并支持自己。通过这样做，治疗师提供了一种可能在来访者的过去历史中所缺乏的关系，而现在又有了另一种需求，"从这个意义上说，症状总是对特定关系的诉求：一种不再需要症状的联系"（Roubal，Franscetti，& Gecele，2017）。

近年来神经科学研究的显著进步加深了我们对联结过程的理解。人际神经生物学、社会神经科学和情感神经科学"都有共同的目标，即理解我们出生、发展和生活所涉及的关系"（Cozolino，2014：xvii）。他们确实分享了一种科学的关系观。我不想贬低这些杰出的发现，但在对话疗法所处的文化环境中存在着将关系过度简化为大脑与大脑之间的关系而非欣赏其复杂性的还原论的危险。例如，镜像神经元只是联结场的一部分。这些进展有助于我们在对来访者的治疗中提供信息，特别是那些遭受过严重创伤的来访者，因此为我们治疗师提供了进一步的"关系图"，可以从完形集成到其方法中的许多关系图——所有这些关系图都有引导我们接近或远离我们面前的活生生的人的潜力。

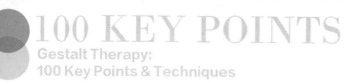

78

破裂与修复

有一句古老的波斯诅咒这样说："愿你想要的立刻实现。"许多实习治疗师在接待来访者的时候因为害怕"说错话"而畏首畏尾。我被在这些恐惧中隐含的关怀触动，但是被忽视的是，"说错话"并非故事的结局。在一个对话关系中我们并不是总能完美地与来访者保持协调，会出现关系破裂（ruptures）——有些很小，有些不那么小。接触的意义是"向可同化的新奇事物靠近"（PHG，1951）。当我们在与另一个人的会面中着手处理新奇事物的时候，不可避免的是会存在一些不确定性、兴奋和（或）焦虑。我们可能有自己的理论和方法去引导自我，但是在每一次新的人际会面中，我们会进入未知领域并且可能走一些弯路。在进入我们所习惯的调节接触时保持谨慎，会减少这些调节和来访者共舞的机会，但是作为治疗师，我们的任务并非消除所有细微不协调的事，我们关注的是来访者发生了什么，并让来访者知道我们在关注他们。正是在不协调的修复和一系列的重新协调中，治愈才发生了。通过这样一个互动过程，来访者和治疗师可以产生新的理解，从而深化治疗关系。我们也为来访者提供了一个重新陈述情况的机会。

在成长过程中反复遭受失败打击的来访者，包括那些经历过早期创伤的来访者，会形成一种两极性。在两极的一端，来访者期望这些打击和创伤再次被错过，过去的错误协调将被反复强化，形成一个固着完形；在两极的另一端则是绝望地希望着它们能够得到满足，那些过去的关系创伤最终能被他人知晓，并被真正看见。破裂往往发生在来访者意识的边缘，或者仅仅因为他们过于熟悉而无法意识到。治疗师需要密切关注来访者的身体变化，例如说话音量、脸色、眼神接触质量的轻微下降，还需要对他们的重新协调进行分级——你不会给饥饿的人一顿盛宴。处于意识水平之下的破裂没有得到修复时，往往会以一定的形式出现，比如来访者想在没有充分理由的情况下突然结束治疗（Cole & Reese，2018）。根据我的经验，当破裂被发现，以及当事人确实被看到并被满足时，这个过程也会发生。虽然来访者害怕重复过去的破裂，但也会害怕被人看见它们，特别是当着耻感存在的时候。

任何健康的母婴关系都可以很好地说明破裂和修复的过程。观察这种关系，你会注意到，一系列细微的不协调之后是重新协调，或者是把它放进另一系列的关系破裂和修复之中。在修复过程中，随着健康接触的恢复，人际桥梁被重建，并且在破裂时经历的任何耻辱或相关情感被体验为可调节的、能忍受的情绪状态，而不是一种对孩童时期存在方式的致命控诉。孩子也可用具身方式了解到破裂的交互作用是可修复的。相反，当破裂一直得不到承认或者孩子因此受到惩罚时，这种情境中的破裂就被内化了。也许几年之后孩子是成年人了，可能是因为体验到了其场中的破裂而走进治疗室，此时的破裂已经导致了他们与自己的场失去联结。我们的任务就是把这种觉察之外的联结缺失转变成与其当下场相联结的体验。我们做到这一点的部分方法，是通过认领、承认或为出现在治疗关系当下的联结断裂而表示歉意。如果治疗师保持警惕并且致力于修复过程，随着时间推移，他们会和来访者一起为恶性耻辱和过去破裂关系的治愈建立基础。

如果从二元关系出发扩展关系破裂的视野，我们可能获得这样的一种认识，即个人主义社会可对耻辱等情感的内化产生文化影响。惠勒（Wheeler，2000）对这样一种存在的文化方式，以及这种文化方式如何导致"归属感的场的破裂"做了深入探讨，并认为通过整体论、归属感和关怀的完形方式可实现修复和重新建立联结。

79

活在关系中

活在关系中不是说说而已，它发生在此时此刻，以聚焦于当下的关系为特点，并且治疗师需要对这种关系进行引导和模拟。为了经历这种关系，我们需要软化接触边界以让来访者接触我们。为了给我 – 你关系的出现设立背景，这种软化过程是必需的，但是也存在风险。在二者的夹缝中，存在一种危险，即我们的边界将永久、完全地分解。这样的妥协将使我们经历象征性的死亡，这是为象征性重生腾出空间（Jacobs，1995）。我们放弃自我形象，与当下关系中出现的自我相联系，一种新出现的自我会在我们遇到的每一种关系中有不同的表现，且只能在相遇中被了解。

我们的理论建构需要维持与来访者即时的生动关系中的背景相符。当我们开放地去体验其他人的时候，概念和结构就会消失。当我处在来访者与其情境的关系中时，我就在创造布伯（Buber，1958）所说的"纯粹理性"世界的背景，这是一个有效的、存在的和当下的世界。这样的术语让我想起了今天早上为了澄清自我客体恒常性的含义而与一位来访者进行的一次讨论，心理治疗理论可以用一种远离人们常识的复杂语言呈现，但理论的执行却恰恰相反。治疗师只需要通过一句简单的"我对刚刚发生在你身上的事情很感兴趣"，就可以顺利地与来访者建立起"两个不确定的人之间的观点对话"。当有意建立联结时，这样的问题是治疗过程"如何结构化"的一个例子（Bloom，2010：13）。它还促进了双方关系的活跃度，展现了即时性和包容性，是完形治疗的关系伦理学的一个例子。

德纳姆 – 沃恩（Denham–Vaughan，2005）讨论了在任何有机关系中"意愿"

（will）和"恩惠"（grace）的辩证关系。这关系到治疗师需要"因做而在"（do whilst being）还是"因在而做"（be whilst doing）。她把"意愿"描述成直接行为或者采取主动，把"恩惠"描述成接受和妥协。作为治疗师，我们需要在我们的存在中积极活跃，需要在平衡意愿行为的同时接触来访者，为来访者提供足够的空间来跨越关系鸿沟，从而使我们可以从容而体面地接受他们。"作为人类这个物种，我们比起人类本身更像人类的'行为'"（Sills,Lapworth,& Desmond,2012: 181），用这种方式对整个人类进行分类可能有点极端，但恩惠在西方是一种更具文化张力的品质。

　　在关系中，治疗师和来访者并不是单独存在的，而是作为创造对话行为的整体。我们要探索的不是一些外部的原因，而是在关系中出现了什么。举个例子，在一次治疗会谈中，一位来访者说她过去常常感到错过了什么。现在治疗师可以探究这是在什么地方发生的、由谁引起的、错过的感觉是什么，所有这些都可能在治疗旅途中的某些地方占据一定的位置。但是，如果治疗师和来访者将这种正经历的关系当作当下的冒险，治疗师需要把焦点放在"这种"关系之间发生了什么。采取的干预方式可能是"我是如何忽视了你？"，或者提供更即时的回应，比如自我表露：治疗师如何受到影响，或者预感到他们将以何种方式忽视来访者。起初许多来访者对这种干预的反应存在偏差。但是，通过坚持，我们能够探索出兴起于有机联结中的关系模式，这种关系模式有足够的潜力给来访者的世界带来根本性的改变。作为治疗师，我们需要意识到无论如何调节，所有的能量之间都是息息相关的。如果我们不保持这种观念，我们就会脱离现有的关系化的心理学，进入个体主义心理学的误区（Lichtenberg,2012）。

100 KEY POINTS

完形治疗：100 个关键点与技巧

**Gestalt Therapy:
100 Key Points & Techniques**

Part 4

第四部分

转化：
旅途换乘

80

完形实验

通过创造完形创始人所称的"安全紧急情况"（PHG，1951：65），来访者可以在治疗室中尝试不同的存在方式，治疗师也可以借此挑战来访者与他们个人情况相关的表露方式。在考虑到一个人的整个场都会对其施加影响的同时，我们要关注个体所处情境中图形化的方面，包括治疗师公开与非公开的反应。任何实验的产生都需要和这些元素相互联系，但是治疗师要对焦点和方向的改变保持开放态度。一旦发起实验并步步深入，我们每采取一步行动都不知道下一步会是什么；一旦实验被程式化，这就不再是一次创造性实验，而变成了某种形式上的刻板行为修正过程。在完形实验中，导致行动的并不是预先确定的方向，而是体验到的意识（Melnick & Nevis，2012）。

完形的实验方法往往被用来突破来访者的熟悉边界（Polster & Polster，1973），通过创造一种让来访者能从中探索不同存在方式的安全突发事件来打破来访者习惯性的存在方式。这种方法可以增强来访者对当下存在的觉察，帮助他们了解自己的当下经验是如何被过往经验塑造的。创造性实验的局限性取决于来访者和治疗师之间的治疗关系，并由包括伦理和道德边界在内的当前场的情境所塑造。

完形实验疗法基于这样一些信念，即我们实验性地以一种更深层次、更加具身化的方式学习。这样的学习可能让我们走进错误的岔路或死胡同，但所有的一切都是积极参与实验过程中的一部分。实验是围绕着成长边界构建的，但它不是以解决问题为导向的，不能保证完形实验一定有效，不过它往往又能够解决问题。就像在最终改变我们所有人的生活之前，托马斯·爱迪生对于他的灯泡实验所描述的那样，

"我没有失败，我只是找到了 10000 种行不通的方法"。而对大多数来访者而言，通过实验实现改变只需要较少的尝试！

作为对来访者关系场的现象学探索，完形治疗的任何实验都需要产生于对话中，否则我们可能会"将技术成熟的、预先设定的'修复'应用于一个本应是共同的、水平的过程"（Denham-Vaughan, 2010: 37）。有时治疗师会运用他们的专业知识和创造性建构出一个实验，而其他时候实验是由来访者与治疗师共同建构的。治疗师与来访者之间必须达成共识，并对实验做出合理评估，既要保证实验具有足够的效力，又不能跨度太大以致来访者无法接受。就像弹钢琴一样，想要演奏出肖邦的乐曲，要先从简单的指法和旋律练起。

尽管实验设计精巧、极具戏剧性并能让人尽情宣泄，实验过程中还会应用各类道具帮助来访者表达情绪，但是实验效果的评定并不以来访者情绪表达的程度作为衡量标准。某些最有效的实验正是最简单的，譬如鼓励来访者与不愉悦的感受共处，促成来访者自发的小改变，或鼓励他们尝试一种不同的姿势。

在完形中，我们很少去探讨孤立事件背后的原因，而是探寻行为与周围环境的相互作用（Lewin, 1936）。在某次独立的创造性实验中我们很难找到"答案"。在完形治疗中实验是有益的图形化练习，最终落脚于治疗关系的背景之上。比如：一次促进向权威对象表达愤怒的实验，会帮助来访者重新组织他与表达强烈情绪相关的场。发生于背景中的改变会作为新的具身式觉察而沉淀下来，替代过去的创造性调整。

81

实践和挑战

在继续阅读之前，我想请你花点时间想一下，关于"完形实验"和"挑战"这两个术语，你会想到哪些形象？你对这些术语有什么先入为主的想法？

莉迪亚，一个成功的女商人，她以一种压迫式的气场进入与我的第一次会谈当中。她大跨步走进房间，牢牢地占据着沙发边缘。条纹西装衬托出她笔直的坐姿。她告诉我她曾经接受过心理治疗，熟悉不同取向治疗的工作方式。"那么告诉我，是什么让你考虑咨询完形治疗师进行心理治疗？"我询问道。她回答得很快："我想接受挑战！"出乎她的意料，我请她靠在沙发上，让她觉得肩膀得到支撑，做一些她极力不想做的活动。当她坐在那儿一动不动地抵御着沙发的支撑时，我做了进一步询问："那么什么对你是一种挑战？"她虽然微笑着但是下嘴唇在颤抖，并且眼睛也已经湿润了，她的缓和似乎是在邀请我继续。

成长边界和挑战有很多种形式。心理治疗的部分艺术性在于推动来访者突破其成长边界并且促进改变，同时充分尊重他们的内心争斗以及困境产生的深层次缘由。正如我上面所阐述的那样，挑战来访者并不一定意味着强力的对抗或者使来访者陷入一种强烈的情绪。任何实践都要处于一种能够维持的关系环境中。通过建立一种支持来访者的背景，给予来访者充分尊重，我们得以充分理解来访者的情境及其感知，进而我们可以创造出推动来访者超越其成长边界的环境。

完形治疗的场观点告诉我们，我们与环境共同创造的场塑造了我们对自我、可能与不可能的感知。我们正是透过这些经历才领略到其他全新的经历。在机能健康的情况下，我们会用这些新经验审视和重新评价原有的认知地图。仔细评估治疗中的实践和挑战，即"安全突发事件"（safe emergency）的产生，可以促进来访者对于现状做出调整。我们有机会重新评估叙事自我（narrative self），用这些叙述告诉我们自己是谁。

固着完形可能是来访者在无助处境中能够获得的仅有的支持。这类信念是有价值的盟友，即使这种信念已经过了适用期，治疗师也不一定要让来访者放弃这种信念。通过与来访者一起谨慎地进行实践，那些通过经验进而形成的固着完形同样也可以被经验性地拆解，因而留下新的空间以用来形成新经历并建构事实。来访者和治疗师的挑战是建立一种情境，以促进挑战固着和过时的存在方式的实践并且促进质变。

同时，远离熟悉事物的活动可能是令人激动的，但也经常让人感到不舒服，感到被威胁，甚至认为世界观正在崩塌。因此，远离"熟悉边界"（familiarity boundary）的行为会导致接触边界变得坚固不可渗透，正如人们拒绝变化，将自己限制在阻碍生命进一步发展的熟悉领域。"我是我"渐渐被"我一直是我以前的样子且将一直继续如此"取代。对于上述这种人来说，改变其环境对他们来说无疑是一场灾难，因为他们之前的行事方式就是尽可能少地接触不熟悉的事物。为了促使改变发生，在一定坚实基础上需要给这些来访者一些时间以便他们离开熟悉的事物并进入全新的空间。在完形中，这个空间通常被称作无为虚空，尽管人们承认它也可能是无用的。这是一种以不确定性为标志的状态，是向未知领域迈出的一步，它的基础是"相信创造性的能量来自对存在的虚无的体验，同时新的理解不断显现。无为虚空是无差别场，万事万物都从这里产生"（EAGT,2019:4）。

对于治疗师和来访者来说，保持虚空状态是一个挑战。我们是在创造一种文化，而不是进入一个已经被占用的空间。

82

实验方法

实验（experimentation）是完形治疗的基石之一，一些完形治疗师认为它可以与场论、现象学和对话并称为完形的四大支柱。当实验的机会出现时，就需要有与之对应的方法。菲利普森（Philippson, 2001:160）讨论了 3 种实验方法：有觉察的扮演、夸大和逆转。这 3 种实验方法"家族"是同一个实验的不同阶段。在下文的例子中，实验可能始于来访者去识别一个被"部分投射"的特点或特质（Perls, 1969）。我们的工作就是通过以下实践来加强这种觉察。

来访者：你是一个强大的人。

治疗师：试着重复这句话，但把"你是"改为"我是"。来尝试一下。

来访者：我是一个强大的人。（快速地说）

治疗师：哇，太快了！这可能很困难，但你可以试着边说边吸气，把句子的速度放慢。（示范）"我是一个强大的人。"

来访者：（继续尝试）我是一个强大的人。（声音很低）

治疗师：可以更大声吗？我们可以站起来做这个动作，把肩膀向后，为胸前腾出一些空间，怎么样？（站起来示范这个姿势，同时把来访者的手放在她的腹部，示意她用腹部呼吸）

来访者：（站起来）我是一个强大的人……我是一个强大的人。（在治疗师的鼓励下，更加坚定地重复这一点，同时站得更直）

实验中有很多选择点。在这个实验中，治疗师可以关注来访者"表达自己是强大的"时的感受，并进行更多的现象学探究或挑战来访者是否愿意遵循她的建议。这类选择点经常出现，治疗方向可能取决于治疗关系中可能出现的成长边界。来访者现处于一种难以表达主张的背景中。

我们现在进入夸大部分。

治疗师：所以你是一个非常强大的人！

来访者：嗯。（坐回原位，能量下降）嗯，这并不持久。我觉得自己现在浑身软绵绵的。

治疗师：（瘫倒在椅子上）好吧，那我们就倒下吧。真的倒下。让你的身体倒向那张椅子。

在夸大其反应的过程中，来访者很可能需要得到支持，但由于篇幅限制，我们假定这种支持已经被给予了。

来访者：（在恢复能量之前"扑通"倒在椅子上）你听起来就像我的老板在告诉我应该怎么做——这样站、这样坐、做这个、做那个。

在反转的部分，来访者会被邀请站在另一个人的视角。

治疗师：我不会再告诉你该做什么，但我给你一个建议，试着坐在那边的椅子上，扮演你的老板。（在这个反转过程中非常重要的一点是，来访者不能坐在同一把椅子上，因为这可能导致边界困扰）看看会发生什么，然后对这边的瑞秋

（空椅子）说任何你想说的话。

来访者：（思考过后，换位置并表现出她老板的姿势）瑞秋，你收到奈杰尔的反馈了吗？别忘了下周二的会议，还有那些没完成的评估也要做。（随后来访者跳起来，坐到瑞秋的椅子上）你闭嘴！我做这个工作已经八年了，我很清楚我需要做什么。

上述例子是一个虚构的实验环节的节选，以对应菲利普森所讨论的三种实验方法，如此迅速地完成一个实验是不可能的，也是不可取的。完形实验的功能就是提高对"是什么"的觉察以及增加当前的接触，它可能会带来"可以"而非"应该"作为替代品的事物。这里所提供的实验案例是一个高分级实验。在对实验分级时，我们需要辩证地考虑陌生与熟悉，并以维持接触边界能量的方式去进行调节。在自我疏离（ego-alien）的连续体上进行过度探索并借此给予实验过高的评级，将导致来访者的退缩和羞愧。

我发现一些最有效的完形实验也是最简单的。一个苦于焦虑和惊恐发作的来访者突然闯进来，他呼吸急促，并且快速地讲了几个事例来表明他如何被影响。治疗师可能会让他停下来，深呼吸，但如果治疗师仔细注意就会发现，当来访者转变主语时，他在这几秒内没有向外呼气。与环境的接触不仅包括吸气，还包括呼气。呼气能够给予个体一种结束感或完成感。随着吸入氧气的增加，与焦虑相关的生理症状也会增加。因此，在进行"深呼吸"的干预时，如果来访者只是吸气的话，他的焦虑反而会更加强烈。

采取完形实验的原因有以下几点（Yontef & Schulz, 2016:17）：

● 澄清和提高觉察；

● 将边缘事物带入焦点觉察；

● 将觉察带入始终被排除在觉察之外的东西；

● 觉察什么东西会打断觉察；

● 尝试新的思考、感觉或行为方式。

根据定义，实验是一种技术，将治疗关系转化为"我－它"关系，因此治疗师有责任去维持一种"我－你"态度。尽管在完形中我们用这种技术去促进觉察，但完形学派并不是以技术为导向的。"技术需要以人与人'之间'的关系为基础"（Hycner，1993）。

83

两极化与赢家／输家

两极化理论源于一种相对的力量，这种力量也许在觉察之中，也许在觉察之外。我们在拥有每种特性的同时，也有与之截然相反的特性的潜力。我们既拥有爱的能力，又拥有恨的能力。尽管我们可以反驳说，正是我们想象那些阴暗品质的能力支持了它们的存在。中国有句古话"鱼得水逝而相忘乎水，鸟乘风飞而不知有风"，这句话也说明相对性是必要的。明亮需要黑暗来衬托，所以为了那些相对的存在，阴暗的品质也同样被需要。如果没有它的对立面，一极就无法存在，二者之间永远存在联系，就算这种联系不被承认，被否定的一极的性质仍然会在无意之间表现出来。否认那些阴暗的品质会产生可怕的后果，并且是"宗教激进主义、恐怖主义和种族灭绝的先决条件，因为当个人如此强烈地认同一极时，他们会完全抹杀另一极"（Evans，2007：96）。

两极化可以应用于很多不同的领域，比如自我的两极化（Zinker，1977）、治疗过程的两极化、接触形式的两极化（见第25个关键点）、文化场的两极化。无论这个理论用在哪里，都要秉持相同的原则，即阴和阳，我们向黑暗迈进一步的同时也向光明迈进了一步，反之亦然；光明包含着黑暗，黑暗也包含着光明。我们否定一些人类的特质和潜能，这或多或少地局限了自我概念。联系总是由两极组成，例如连接—退缩、参与—孤立、分离—合并（Merleau-Ponty，1962／2014）。在这两极之间具有连续性，而一个人在两极间变通的能力越强，他在当下创造性地适应各种生活状况的能力就越强。

以下展示了一些关于自我概念（Zinker，1977）的两极化事例：

明亮·· 晦暗

善良·· 残忍

无私·· 自私

灵活·· 刻板

温暖／友善··· 冷酷／冷漠

细心·· 粗鲁

你可以从上述的两极化特质里选择符合你的。有一些特质可能不止一个对立面，你也可以对我列出的这些特质提出异议。

作为一名完形治疗师，迈肯温（Mackewn,1997）也列出了一系列相似的两极化词组。比如：

熟练的·· 生疏的

理论的·· 非理论的

简单的·· 复杂的

共情的·· 强硬的

有秩序的··· 混乱的

系统的·· 自发的

追踪当下过程··· 引入场的其他方面

通过拓展两极化以及两极之间连续体的范围，我们可以实现一些健康的功能。在处理对立两极之间的矛盾时，我们需要对改变中的场做出回应。在提高觉察的过程中，通过延展两极之间的连续体，我们为完成和区分经验创造了空间。

弗里茨·皮尔斯又提出了一种特定类型的两极化特质：赢家／输家（Perls，1969）。赢家往往代表着个体"应该"去做的，并总是包含内摄因素。输家往往代表着个体更自发的、难控制的、冲动的方面。举一个例子：

赢家：我必须要去体育馆锻炼身体。

输家：让它见鬼去吧，我只想戴着墨镜沐浴在阳光下。

顾名思义，赢家代表的是更有力量的一部分，而输家可能只是以一个受害者的身份隐藏着他的力量。你可以看到这种类型的"分裂"是如何融入双椅实验中的。皮尔斯鼓励来访者与他们扮演的每个角色都建立"分裂"的关系，他不仅关注来访者在冲突中说了什么，还会关注对话的过程，特别是一方如何对另一方讲话。随着治疗师通过任务不断调节两个对立面之间的关系，来访者通常会被揭露出一个外向型、不顾一切的自以为是的形象，在这之后，来访者可以得到更好的整合，更加欣赏他人的观点。皮尔斯的一位受训者曾说他得到的一个非常重要的教训就是，"问题需要两个人去解决，但一个人就能阻止问题的解决"（Melnick，2003：176）。这是我们处理冲突时要牢记于心的，无论它是内部冲突或是系统中正在发生的冲突。我们还需要记住的是任何一个有内部冲突的个体都正经历着某种场事件或场状况。皮尔斯处理赢家／输家两极化的方法可用于处理任何类型的分裂，因为这种方法削弱了来访者对两个对立特质之间的对立关系意识。两极化可以使人与人之间保持对立，健康的两极应该是互补的——一个彰显了另一个的存在和潜力，当它们互相独立存在时，就突出了对两极之间的互补关系缺乏理解（Sonne & Toennesvang，2015）。

来访者可能会对探索那些阴暗的特质或是预先使他们形成单方面负面特质的过程有抵触情绪。我将用下面的思维来消除这种观点。作家居伊·德·莫泊桑（Guy de Maupassant）住在巴黎，他非常鄙夷埃菲尔铁塔。但他经常在塔顶的餐厅用餐，因为只有在那个地方他的视线才没有遮挡，才能俯视巴黎。如果我们不进入一个阴暗的特质里，谁知道会产生什么样的想法呢？

84

双椅与空椅

一个众所周知但常常被滥用或误解的完形实验就是"空椅技术"（the empty chair）。该技术由弗里茨·皮尔斯首创，他本人也受到了心理剧疗法创始人雅各布·莫雷诺（Jacob Moreno, 1889—1974）的影响，从而基于自己精神分析学派的背景走出了激进的一步。这项技术帮助来访者将内部冲突外化，并将过去的问题带入治疗室的当下。空椅技术可以用在许多不同的方面，"完成未完成的事情，整合人身上不同的部分或两极化的品质，并给当下带来古老的影响"（Mann, 2014：194）。以下任何对象都可以放在空椅上：来访者生活中的重要他人（过去或现在）、来访者可能否认的品质、一个组织、来访者的分裂、困境、人生选择、重新拥有否认的品质等等。在进行这样的实验时，关键在于来访者与治疗师的基础治疗关系已经充分建立，且它以对话和现象学的方式出现，而不是治疗师预先设定的。来访者被邀请与放在空椅上的人或物进行对话，适当情况下可以与人/组织/品质交换位置，并对他们原来的位置做出回应。正如上一个关键点所讨论的，双椅技术（two-chair work）和空椅技术可以用于人的赢家/输家二分法或两极化对话的场景中。

尽管空椅和类似的实验是皮尔斯的一项伟大创新，一些来访者认为它很有效，但我必须不厌其烦地提醒大家，这只是一项技术。不幸的是，一些训练有素的治疗师和培训师未能理解完形治疗的理念深度，他们延续了人们"这就是完形"的误解，从而贬低了我们完形治疗的复杂性和多样性。

在进行空椅或双椅实验时，来访者和治疗师需要达成一致，并有一个明确的开始和结束。在建立实验过程时，邀请来访者移动身体以将他们移动到一个不同的心理空间，这样做也可以帮助明确实验的开始。在实验结束时，为了避免边界困扰，治疗师需要明确陈述出空椅不再包含投射到它身上的任何品质或特征。在实验过程中，治疗师通过观察来访者的参与程度和身体状况（包括呼吸、声音、肌肉僵硬、动作、语言的灵活使用）来监测来访者的接触程度，并且可以进行适当干预以增加来访者与新出现的情绪或感觉的接触，或分享他们注意到的内容，例如"当你说……时，你的声音降低了"。如果使用双椅来代表两极，治疗师需要监控来访者是否从特定的一极发言。让我们以自私和无私的两极化品质为例：

> 来访者：（坐在自私的椅子上）我不在乎你是怎么想的，我会做我想做的……但我知道那会伤害你。
>
> 治疗师："我知道那会伤害你"属于这把椅子（无私的椅子），你能坐在这把椅子上说吗？我建议你更直接地说"我知道我会伤害你"。尝试一下。

正如你所看到的，治疗师在促进这种实验的过程中采取了一种指导性的方法。

我相信，当我们开始进行双椅或空椅实验时，治疗师为来访者提供支持是很重要的，因为这个实验无一例外都是高等级的。在这方面，我不同意"用治疗师对空椅说的话来代替空椅"（Muller，1993）的观点。这样的方法也被评价为："这种变化使我们能够进入事件的核心，进入目前的关系场，即关系块"（Spagnuolo-Lobb，2009:118）。我认为在探索与来访者适度接触的各种方式时，邀请来访者直接向治疗师说明情况可能是一种有用的干预措施，但进行一段冗长的对话不仅会消除治疗师对来访者的即时支持，而且可能导致边界困扰，治疗师可能成为一系列情绪反应的接受者，并且需要进入一个不同的、更具支持性的角色，从施虐者到拒绝和忽视来访者的父母都有可能。

选择使用双椅或空椅实验时，我们需要理解，与任何其他实验一样，持久的改变并不是在实验中发生的，而是发生在治疗关系的基础上。实验在此基础上改变了来访者－治疗师的关系和他们之间的场。

85

家庭作业和练习

完形治疗中的实验并不只局限在治疗过程当中。除了通过提高对现状的觉察来更新过时的创造性调整外，完形治疗的一个目标就是扩展来访者的觉察连续体，使他们能够寻求替代性支持并对现有的支持加以充分利用。在某种意义上可以说，我们提供帮助是为了让这些事再也不关我们的事！心理治疗的要点不在于仅仅让来访者在心理治疗室中与治疗师之间有非常好的接触。由于治疗过程中觉察的增强，来访者会习得新的关系技能和交往能力，这些需要在治疗室之外得到进一步的练习，但这样的练习同样也存在一些误区。比如，如果来访者刚刚发现自己具有坚持自我这一能力，他可能就会过度表现以致显得具有侵略性或过于坚持某种关系，或是得到他人不友善的回应。如果来访者在治疗之外练习新的存在方式，他就可以与治疗师一同在治疗室环境下，对自己的努力和反应进行再评估。

家庭作业可能被误认为隶属于行为主义的领域，但对于几代完形治疗师而言，家庭作业一直是他们实验方法的一部分（Feder，1978；Yontef，1993，2007；Resnick，2004；Brownell，2012；Crocker，2013）。在完形治疗当中，尝试和练习新行为是提升来访者觉察的一个关键部分。给来访者安排家庭作业的部分原因如下。

① 来访者正处于某种情境当中，可能他们来接受心理治疗的原因就是对情境存在一些不满或问题；

② 如果我们否认家庭作业和练习的作用，就会将来访者与其部分情境分离开并限制可能性；

③ 心理治疗或许是有时间限制的，而利用治疗会谈之间的时间是对时间的高效利用；

④ 家庭作业可以是对治疗过程中完成的某种实验的拓展，可以是对实验的一种提升；

⑤ 它将来访者在治疗室之内和治疗室之外的生活相联系；

⑥ 万一事情没有按预期发展，来访者还可以得到治疗师的支持。

如果新的存在方式没有在来访者所处的更广泛的情境中被检验，则可能存在以下危险。

● 形成固着完形。比如，"我坚决认为"，不考虑可能存在的更宽泛的场条件。

● 由于感知到场中一个或多个因素的消极反馈而退缩，比如伴侣指责说："自从你开始见那个心理治疗师，你就变了。"

● 在心理治疗情境和"外面的"现实情境之间产生人为的裂痕，这一裂痕会潜移默化地促使来访者摆脱自我觉察。

正如我们并不建议在治疗环节的实验中得到某种特定结果，这对于家庭作业同样适用。它需要在对话中出现。练习就是如此，它总会带来某种结果，但具体是什么结果我们并不知道。"心理治疗中的家庭作业是帮助来访者保持成长边界的一种方式"（Smith,1998:17）。家庭作业就像其他实验一样，需要与当下正在对来访者产生影响的现实情境的某个特定方面相契合。

86

对待梦

　　弗里茨·皮尔斯把梦描述成"通向整合的捷径"（Perls，1969:66）。他把它们看成是存在的信息，是关于人在世界上存在方式的说明。起初他把梦看成一种涵盖了梦中所有事物的投射，这些事物代表做梦者的一个方面。因此，对待梦的方式遵循了对待投射的方法。这种方法涉及让来访者以第一人称从梦的不同方面进行讲述，以及尽可能地与梦的不同方面进行对话。波尔斯特等分享了一个皮尔斯把梦作为一种投射去对待的有启示性的案例 。一位来访者梦到他从一次治疗会谈中离开后去公园里散步。

> ……他穿过马道进入公园。这时我叫住他："现在你来扮演一下马道。"他愤怒地回答我："什么？你想让所有人讥笑和嘲讽我吗？"你看，他获得了认同。
>
> （Polster & Polster,1973:266）

　　完形治疗师的任务是促使来访者提高对当时梦境独特意义的觉察，而不是去解释梦。我们需要悬置表面的任何假设——灯塔、隧道、黑猫和女巫是让来访者去理解的，无论它们对我们来说有多复杂的含义。

　　把梦看作投射，只是对梦进行处理的方式之一。从事梦研究的伊萨多·弗洛姆（Isadore From）透过回射来看待这些梦，他将回射看作从一种表达转向一位重要他人。然而，我们可以透过任何调节接触的组合去看待梦。吉格（Ginger，2007）

将梦视为编码的记忆，尤其是当记忆包含情感内容时。梦也能被看作一个场事件，如果两者之间存在鲜明的对比，那么梦可以被看作个体清醒的生活。克罗克生动地将梦的功能总结为："有机体自我调节能力的表现，也是其将一切整合为一个功能性整体的强迫性表现。通过做梦，自我寻求异化部分的统一，并解决某些现存的尚未消化的问题，从而能够将它们融入其正在进行的生活中。"（Croker，2007：67）无论梦的运作方式如何，这种对自我不同部分的整合是完形对待梦境的共同点和共同目标。从将自我作为过程的观点来看，这些分散的部分存在于个人与其情境的关系中，而不是存在于独立的个体中。

对待梦的起点通常都是通过让来访者用当下语言以第一人称讲述梦来提高与梦连接的即时性，一些处理来访者梦境的概括性准则是：

● 检查梦境后的即时感觉；

● 让来访者选择从哪里开始；

● 停留在梦的过程中，对梦的感觉进行陈述而不要评价，注意梦境中的心情和"味道"，以及它使你产生的反应；

● 从能量最盛之处开始，但是注意哪里存在着能量的波动，高能量并不总等同于最重要／最相关的；

● 强大的质料会被激发出来，在会谈结束时留出足够的时间让来访者消化和汇报是相当重要的。

在治疗中促进探梦的方法有以下几种。

① 建立一个关于梦的对话，让来访者把整个梦说出来，例如空椅实验。

② 把梦的元素作为做梦者投射的部分，正如上面所讨论的。

③ 重现梦。这通常在团队中完成，注意团队成员的特点，这些特点会引出梦的多种元素。一个梦可以通过创意媒介来进行 1∶1 的再现，如用贝壳或沙盘来代表各种元素。

④ 在治疗中，未完成的梦可以超越"之后我就醒了"的时间点继续做下去。来访者将被引导以第一人称的方式继续。

⑤ 当来访者讲述或者回忆梦的时候，注意力可以重点放在他们的身体感觉和反应上。或者梦可以通过活动或不同的姿势来表达。

⑥ 创意媒介也能作为梦的非语言表达方式——使用黏土、油漆、沙盘等。

⑦ 如果来访者没有想起他们的梦，引导其参加与缺失的梦进行对话的实验。

一些研究梦的方式是非常具有个人主义的。思考这些梦境的意义时联系来访者身后更广泛的情境是十分有用的。

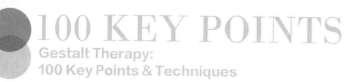

87

宣泄与释放

在 20 世纪六七十年代，许多从业者将完形疗法形容得更像是剧院里戏剧性的宣泄式表演而不是一种治疗方法，其中也不乏一些只是掌握了基础技术知识的人。随之发展起来的是一种反理论态度，在这种态度的基础上又产生一种被形象地称为"嘭嘭嘭"风格的疗法（Resnick, 1995; Yontef, 1993）——一种形象具体又简单粗暴的疗法，却虚假承诺能带来快速而持久的改变。PHG（1951）和《自我、饥饿和攻击性》（Perls, 1947）中概述的许多基于完形疗法的丰富且成熟的方法被放弃了，且具有讽刺意味的是，弗里茨本人对此负有相当大的责任。他不鼓励对理论进行研究，导致"戏剧化但陌生的情感释放或宣泄的概念，以及对极端个体主义的促进"（Philippson, 2018: vix），因此完形进入了一个许多从业者失去与其根源的联系（或甚至可能根本没有意识到其根源）的时期。

80 年代中后期，作为完形团体治疗的参与者，我对宣泄的促进作用的体验是：用网球拍反复敲打坐垫，对着代表特定人物的空椅子大喊大叫。我记得当时我觉得这一切都是循环往复的，但作为一个天真的受训者，我以为其他人知道的更多。宣泄主要是为了消除逆反，并且总是涉及一种介于愤怒和狂暴之间的表达方式，而我的经验是这可能会导致更多的逆反表现！作为一名治疗师，我在那个小组中确实学到了宝贵的一课，那就是与来访者斗争的东西合作，而不是与他们能轻易做到的东西合作。

后来的临床和神经学研究表明，反复的愤怒、狂暴或侵略（aggression）[1] 行为

---

[1] 在这里，我使用了"侵略"一词的普通用法，而非如 PHG 将该词理解为有机体"侵略环境"的健康运转。

实际上加强了导致攻击性行为的神经通路（Petzold，2006），而且这已经在研究中被一再证实（Staemmler，2009：73）。针对我在前文提到的行为，布什曼认为，"不会产生宣泄的效果：它在增加而不是减少随后的攻击性"（Bushman，1999：373）。他还表明喜欢打人（在这种情况下是打沙袋）的人是最具有攻击性的。不论是压抑愤怒还是完全表达这两种对立的情况"都是心血管疾病的重要风险因素"（Power & Dalgleish，1997：316）。

尽管宣泄常能为来访者提供一个情感释放的渠道，但它只是治疗过程中的一个具象事件，宣泄的背后所隐藏的可能正是进一步治疗中要关注的地方：被他人瞩目的需要，限制表达的内摄主体，自我束缚的存在方式，肌肉系统功能紊乱所带来的生理问题。如果没有将觉察、同化和整合融入来访者的情境中去，那么宣泄是无效的，且如上文所述，甚至可能是有害的。正如烟火也有一定的照明作用，但也可能是危险的。来访者是否只是留下了一个上瘾的过程，渴望一个接着一个的情感爆发？在宣泄过程中，肾上腺素和其他神经递质（包括天然阿片类药物）的产生可以带来短暂的幸福感或"兴奋"，并伴随着过早的解决感，这可能成为一种固着完形。如果我们继续保持宣泄的行为，我们只是在强化这种完形。

尽管有上述保留意见，我仍认为宣泄在完形治疗中占有一席之地，我们需要从来访者的整体情境出发，而不是狭隘地认为他们需要进行情感表达。如果我们评估有宣泄的必要，那么应该将它看作治疗过程中的一部分，而不应视之为治疗的最终目的。在情绪表达的周围可能有一些强大的内摄物，支持一系列的调节接触。家庭性的内省可以得到社会性内省的支持，如"大孩子不哭"或"好姑娘不生气"，这就可能意味着需要宣泄，但同样我们需要认识到，这种内省的反面可能是"如果我生气，我就会得到关注""如果我哭了，我就会被照顾"。我们还需要考虑宣泄这个词本身的含义。它可以被定义为清除、清洁、净化，并被比作"蒸汽锅炉效应"（Staemmler，2009）。如果以这些极端的方式看待宣泄，我看不出它会有任何治疗效果。但我们需要用如此极端和贬义的方式来看待它吗？宣泄进一步的定义是自由和解放，如果我们将这些术语应用于不协调的、过时的内省者，那么宣泄听起来就会有相当大的吸引力和治疗作用。如果我们用这些术语来看待宣泄，我们就不是在倡导情感的释放，而是在倡导一种负责任的表达。

"表达怨恨是帮助你让生活变得更容易的最重要的方法之一"（Perls 1969:48），我不同意这种说法，但它确实引出了一个问题——如果这种情绪（或其他任何情绪）不被表达，会发生什么？它不被表达出来会怎样？很可能是需要用表达来揭开下面可能存在的东西，无论如何，愤怒或怨恨必须与关怀相联系，我们不能对此无动于衷。

88

对环境的侵犯行为

当想到"侵犯"这个词，你的脑海中会浮现出什么样的画面呢？出现在我脑海中的第一组同义词就是暴力、袭击、敌意、愤怒、攻击、战争——很明显都不是积极的词语。现在，请在"侵犯"这个词前面加一个"健康的"前缀，即健康的侵犯——看起来是否有些荒谬？请仔细思考一下。

PHG 提出，"侵犯"这个词既可以用来描述一种无缘无故的攻击，也具有更广泛的含义，在完形中它可以用来表示"有机体与环境产生接触的所有行为"（PHG，1951：70）。在与环境接触的过程中，侵犯对以同化为目的的破坏来说是必要的，健康的侵犯可以释放自我，使个体能够自由地、有创造性地生活。通过健康的侵犯，我们可以在我们的场中调动能量去满足自己的需求。我们需要通过侵犯与环境保持健康的联系，必要时从环境中汲取所需，在场条件提醒我们要自我保护的时候自保。我们往往采取侵犯的方式来避免环境中有毒的、不健康的或者不受欢迎的东西。当孩子不想吃饭的时候，他会紧闭口唇或是将饭吐出来，成年人则会"唾弃"别人提出的不合理要求。当一种健康的侵犯反应不被环境支持时，我们的创造性调整能力要么会使我们的接触边界变得更加顽固不可突破，要么会通过融合来使我们适应，以避免冲突。弗里茨·皮尔斯（Perls，1992a）将我们的攻击能力和我们摄入信息的方式等量齐观，无论是消化心理上的"食物"，还是消化真正的食物，都需要一个相似的"破坏"过程。下面这个练习改编自 PHG，用于应对内摄。

┌──────────────────┐
│   **体验式练习**   │
└──────────────────┘

从一本难懂的理论类书籍中择取一段，对其中的每一个短语、每一个词汇进行反复分析和思考。你是怎样理解这些词的？你对这段曾绞尽脑汁思考的语句的感受是什么？虽然这种情况可能是由于作者的表达晦涩难懂，但你会在这些时刻通过暗示自己不够聪明的方式进行回射（攻击性指向自身）吗？

伊萨多·弗罗姆（Isadore From）把侵犯正面地描述为一种有益的、具有创造性的、自我表达的力量，并且认为那些导致敌意、渴求权力行为和各种对抗活动的侵犯行为，都不是源于完形理论所要探讨的自发性侵犯。他认为这源于一种抑制性的侵犯，或者说一种因为害怕处于弱势状态所导致的追求权力和控制的行为（Miller，1994）。

尽管我很尊重开创性的思想家和博学的完形作家弗兰克·斯泰姆勒的工作，但他在 2009 年的书中用很口语化的方式提到了侵犯，并用负面的术语描述它，混淆了侵犯原本的含义。另一方面，利希滕贝格发表了一篇优秀的论文，他将其定义为"包容性和排他性侵犯"（Lichtenberg，2012）。他的摘要一开始将攻击性描述为"一个人在关系中的能量充沛、有力、有保护力的品质"，然后继续在他讨论的场论中写道，"主动性是一种侵犯性……主张是侵犯的另一种概念；批评和自我批评是一种侵犯；愤怒在分裂和结合两方面都是一种侵犯；作为一种攻击性的育儿方式，我们每个人都学会了正面和负面的攻击性；当一个人以联结和破坏的形式成为侵犯的对象时会发生什么；以及对自我的侵犯"。我们需要通过侵犯来促进行动以及建立良性接触。在我看来，侵犯是一个独特的美学概念，是涵盖了接触、觉察、注意以及基于经验背景的图形形成过程的整体。完形是基于最原始的需求而产生的，并被我调用侵犯能量的能力激发。如果用一个完形循环来将这个过程概念化的话，侵犯促使我进行最后的接触，并满意地完成这个循环。只有当环境侵犯了我的时候，我才会去侵犯环境。不幸的是，我们渐渐发现，我们对环境（自己）进行不健康侵犯时，的确比健康侵犯带有更多类似争斗的特点。所有的侵犯行为都是创造性的，选择取决于我们如何投入这些创造性的能量。

完形治疗并不是唯一一个从积极的角度看待侵犯的疗法。关系分析师本杰明认为，在育儿过程中，母亲和孩子之间的冲突需要同时得到健康发展的支持，我们可以通过破裂和修复的过程来考虑这一点（Benjamin，1999）。正如利希滕贝格概述（Lichtenberg，2012）的那样，毕比和拉克曼也支持这一观点，他们指出，婴儿时期健康的亲子关系不需要持续的和谐，也需要以我们在完形中讨论的侵犯形式加以破坏（Beebe & Lachmann，2002）。

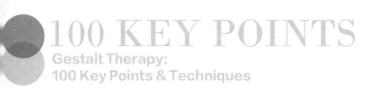

89

处理创伤

在讨论处理创伤（trauma）之前，我们需要清楚该术语的含义以及它如何帮助指导我们的工作。以我的经验来说，"创伤"一词可以广泛而松散地应用，甚至在某些情况下，它作为描述词毫无意义。创伤是生活的一部分，我们都会或多或少地在生活中的某个时刻受到创伤。出生很有可能是我们经历的第一个创伤！作为孩子，我们在身体和心理上都会遭受各种颠簸和瘀伤，如果我们有幸在足够的关爱中成长，我们会很快恢复过来并从中习得经验——孩子（我们）需要爬树并从树上掉下来。无论我们是儿童还是成人，创伤经历有多种形式，从车祸到各种虐待、欺凌和折磨。所有的创伤经历都或多或少地通过我们唤醒水平的增加和减少来表现。如果一个具有支持性背景的人经历了相对轻微的创伤，那么他的唤醒水平不太可能是极端的，交感神经和副交感神经的唤醒活动会在合理的时间范围内恢复到健康水平。经验的完形循环可用于概念化自律神经唤醒的过程（Stauffer，2010），早期的感觉和意识阶段以及后期的满足、退缩和无为虚空阶段代表副交感神经唤醒的过程，周期的高能量阶段——动员、行动、接触——代表交感神经唤醒的过程。

但对于更加极端或持久的经历，或者呈现出来的创伤"触及"旧的创伤时，就会出现截然不同的画面。通过交感神经系统为行动做好的健康准备被夸大了，因为快速运动超出了我们可能认为的正常范围。针对创伤，泰勒指出"似乎存在着一个阈值，超过这个阈值就不再自动回到调节状态，图形的形成被中断，接触功能受到损害"（Taylor，2013:6）。来访者失去了自我调节的能力，在感觉层面上与创伤事件绑定在同一个毫无依据的经验泡沫中，可能表现为闪回、倒退、解离和脱离现实。

这种过度兴奋的状态以速度为标志，思想和身体系统一样，表现为急性焦虑、惊恐和不知所措。相反，遭受创伤性反应的患者可能会呈现低觉醒的状态，并伴有抑郁症状，例如思维贫乏、脱节、情感平淡和脱敏。在这两极之间存在"容忍之窗"（Siegel，1999），这是一个唤醒区域，来访者能够在其最佳水平上发挥作用，就像在飓风大作和风平浪静之间的死海上航行一样（Siegel & Bryson，2012）。这个"窗口"可以有一个非常狭窄的开口，且从耐受到过度唤醒状态的运动通常是迅速的。这时，治疗师需要通过直接的指导来专注于建立背景。在这种情况下采取的干预措施可以包括调节来访者的呼吸，简单地要求来访者将手放在肚子上，感受手的存在，同时向他的手做深呼吸。来访者在过度兴奋期间失去了与地面的接触，可能需要指导他将脚放在地板上，感受地面的支撑或椅子的支撑。转移来访者的认知使他们关注现在并远离过去的身体体验是有意义的，且简单的干预措施也是当务之急，例如询问有关他们当前生活的事实细节，甚至精确到日期。

范德考克（van de Kolk，2015）讨论了可以影响所有功能水平的创伤遗留问题，并且通过神经科学的不断发现继续为我们的理解做出贡献 。过度唤醒状态不一定会回到以前的水平，也不一定会回到交感和副交感神经系统在相对舒适的容忍范围内起伏的波浪状模式。相反，过度兴奋及其所有令人痛苦的生理和心理影响成为一种长期存在的方式，导致诸如不堪重负、偏执狂、焦虑发作和解离等体验，患者被一种脱离任何类似于坚实背景的包罗万象的图形困扰。这个人可能会试图通过限制他们的暴露水平来控制这种痛苦，努力通过孤立和退缩来缩小他们的世界。

创伤经历显然是无法抹去的，那么完形治疗有什么帮助呢？篇幅有限，我只能在这里提供最简短的指导，但在某些方面，处理创伤的过程与处理其他表现的过程没有什么不同。在确保来访者状态的情况下，我们寻求在他的成长边界工作，这是一个为下一步提供足够支持的边界。我们可以通过容忍之窗的视角来思考这一点（Siegal，2010），因为我们可以轻推该窗口的边界来扩大它，在当前情况下通过对话和与来访者现象学相关的带有尊重的好奇心来建立背景。

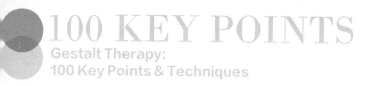

90

治疗的阶段和结束

人们生活中的关系模式在治疗中重复出现，从某种意义上说，这正是心理治疗的运作方式，因为治疗师可以提供不同的体验，尽管来访者（和治疗师）总是可以设计熟悉的东西。开始可能会因焦虑而匆忙，而结束治疗关系对于来访者和治疗师来说都是一件能够引起回忆的事情，令他们回想起以往生活中与别人结束关系时的情景。作为治疗师，我们需要关注我们的人际关系模式，并问问自己这样做会对来访者结束治疗造成怎样的影响。

(体验式练习)

舒服地坐好，闭上双眼，注意自己身体紧张的部位。慢慢来，均匀地呼气吸气，留心体会这种紧张状态是有所缓解还是维持不变。现在回想在你生活中一些已经结束的关系，重点关注这些关系是如何结束的。当你回想这些已经结束的关系时，随时注意自己身体紧张状态的变化或者脑海中产生的任何想法。你发现了什么样的结束模式呢？过去的这些中断接触的方式是不是你的处事方式，比如日常社交活动的一个缩影呢？

不论与来访者接触的时间是长还是短，我们都要承认的一点是，结束治疗从一开始就是治疗关系中的一部分。在治疗的初始阶段签订一份有关结束治疗的协议可能就已经足够了，协议的类型则取决于预期所用治疗时间的长短。对于参加短期治疗（大概进行 15 次治疗）的来访者，我会要求用一次完整的治疗会谈来结束治疗关系，这样我们就可以看看是否还存在一些未竟之事以及关系结束可能带来的问题。对于参加长期治疗的来访者，我会与来访者约定在治疗过程中协商治疗的结束阶段。

如果我们阶段性地来看整个治疗过程，相对于治疗的开始与中间阶段，治疗结束阶段所需的时间将取决于各种因素，以下是两个主要因素。

● 来访者结束与他人关系的经历——对于来访者来说，如果他曾有过不满意地、突然地或痛苦地结束与他人关系的经历，那么治疗的结束阶段将是治疗中最重要的一个阶段，可能可以让来访者第一次体验到健康的结束关系的过程。

● 来访者持久的关系模式（Shub，2000）——来访者的关系模式是一个重要因素。例如：①如果来访者关系模式的特点是融合、依赖或回避，那么治疗的结束阶段可能"正是"治疗的关键；②对于表现出偏执特质的来访者，早期治疗阶段可能会带来更大的挑战，因为他们可能难以与别人建立信任；③对于那些关系风格不稳定、表现出两极化的存在方式并努力维持边界的来访者，可能还需要更长的初始阶段来为建立关系奠定基础。

更广阔的场中因素也会影响我们开始和结束治疗关系的方式。西方社会的压力使我们急急忙忙地奔向下一个任务，避开了满足和消退过程，而不留下任何需要或欲望的空白。在治疗的开始阶段，咨询师也可能会急于进入周期、感觉和意识的早期阶段，特别是如果来访者表达了"继续前进"的愿望。

根据我的经验，大多数接受完形治疗的来访者对该方法知之甚少或一无所知，他们可能会专注于解决问题而并非专注于过程。一定程度的心理教育可以同时促进觉察和接触技巧，例如邀请来访者通过使用直接陈述的方式，而不是通过"谈论"来接触。一些来访者可以很快地通过这个阶段，并在中期阶段里尝试不同的存在方式，随着支持他们的背景变得更加清晰，抽象的主题开始变得具象。结束阶段提供了同化经验的机会，也可以使来访者在结束治疗关系前解决所有的未竟之事。为了促进结束阶段的顺利进行，处理好以下几点是非常有帮助的。

● "回忆"你们一起度过的时光，可以与来访者分享你对他的第一印象，并将之和你现在对他的感觉进行比较。这是反思治疗过程的绝佳机会，也许会给来访者在治疗室以外的生活带来改变。

● "遗憾"——这可以使来访者确保自己在结束治疗时没有未竟之事。对于治疗师而言，也可以分享一些自己感到遗憾的事情。哪怕是很小的遗憾、当下不合理的希望或是不现实的预期都可以被自由地分享。

● "记住"治疗过程中的特殊事件或者转折点。这可能是一次圆满完成的难忘的治疗经历或者是一次良性互动。

有时，来访者可能会突然不参加治疗会谈了。这可能会使治疗师产生许多感受并做出一系列反应。在这种情境下，治疗师需要得到督导的支持，而不是去直接接触来访者。关于如何结束与这类不愿露面的来访者的关系，我建议写一封简短的书信来表达自己对于他们缺席治疗会谈的遗憾，同时也邀请他们与自己联系，书信中应约定一个时间，告知来访者在此之后你将假定他们不想再继续治疗，并且祝福他们有一个很好的未来。

91

培养对觉察的觉察

对觉察的觉察涉及对整个治疗情境中的觉察过程，而不仅仅是来访者简单地提高自己对某个具体问题的觉察。觉察是发展反思和反省能力这一人类独有的更复杂过程的基石，"与其他生物相比，我们是唯一觉察到觉察的人……有意识的觉察是表征人类体验的品质"（Brownell，Meara，& Polak，2008）。培养觉察的过程就像使用广角镜头而不是标准镜头。个人将觉察到自己的优势和与觉察相关的成长场，以及这种觉察如何随着场条件的变化而变化，同时对更广泛的情况的觉察也在不断扩大。

觉察是指人们对与情境相关的自身的意识，是一个自发性的过程。PHG（1951:75）曾对觉察进行了诗意的描述，并将它与内省区分开来："觉察就像是点燃木炭产生的火苗，来自木炭本身的燃烧；而内省带给我们的就像物体反射出的光，只有在有外来光源照射到物体上时才会出现。"他们对此进一步描述，觉察发生在一个完整的有机体系中，而对内省而言，这种有机体系中有一部分是分离的，类似于自我监控/自我中心的过程，他们将其命名为"深思熟虑的自我"（deliberate ego），并用"固执己见"（opinionated）一词加以修饰。与手电筒照射出的一束光不同，对觉察的觉察像是木炭燃烧发出的光芒，照亮了整个觉察过程，不受一己之见的束缚。

那么发展对觉察的觉察在完形治疗过程的细节中如何体现？不仅仅要发展对这一或那一具体细节，乃至对所有具体细节的觉察，还要发展对于整体结构和来访者如何将这些具体细节组合在一起的方式、功能以及与更广阔的整体的联结——即来访者的觉察及其带来的所有影响的建构——的觉察。来访者从对当前问题的直接觉察中跳出来，转而对他们的整个觉察过程进行反身觉察，"这个复杂的现象学态度将引导我们去洞察性格结构以及回避觉察的模式"（Yontef, 1993:251）。任何一个具体的治疗方法都源于并终将回归于治疗关系的背景以及来访者更广阔的关系场中。人们在认识到整体大于部分之和后，也就并不把觉察分割成一个个独立的事件来看了。 永特夫引述了艾德荷（Idhe, 1977:128）关于"现象学崛起"(phenomenological ascent) 的内容。在这种态度（对觉察力进行觉察）中，感知会更为清晰，看待情境时也会有一个更为开阔的视角，并且对于自己对情境体系是否有清晰的认识也更为敏感。这样我们才能对情境有更全面地了解，而不是只看到整体中单独的一部分。

练习对觉察的觉察的能力需要大脑中的综合能力，而这种能力可能会因创伤而受损。"觉察练习也可以提供觉察变化的整合，因为这些练习可以促进对觉察的觉察和对意图的关注"（Seigel, 2010:41）。髓鞘——一种允许通过神经传递冲动并保护这一通路的蛋白质鞘，可以用来解释这一变化的产生，"髓鞘通过深度觉察的练习而增加——意识的能量特性改变了身体"（Taylor, 2014:87）。这完全符合完形的整体性和综合性世界观，即我们不能将大脑与身体或身体与世界分开。

Part 5

第五部分

伦理和价值观:
所有治疗旅程
的重要警示牌

92

治疗边界

道德行为源于世界上具体的道德态度，布鲁姆称之为情境道德，描述为"心理治疗体验世界的基础架构"（Bloom，2013：131）。但这种态度的发展和维持不能依靠法律或政府主管部门所制定的大量规章制度。一个有伦理道德的治疗师在生活中也是有道德的，她并不只是披着一件"道德的外衣"，而是一个真正有道德的人。这种态度本身就是治疗性的，并且基于这种态度，治疗的边界也可以融入治疗师的实践中。治疗边界应从一种关怀的态度中产生。

在了解道德态度的同时，我们也需要知道治疗关系中有哪些治疗边界是必要的。在板球运动中，边界标志着比赛场地中最远的界线，同样，治疗边界规定了治疗中可以发生的事件。边界对治疗关系做出了限定，一旦治疗关系越过这些界限，治疗也就不再是治疗了。虽然来访者的确承担了一定的坚守治疗边界的责任，但治疗师的责任正是通过说明治疗边界，确保治疗关系控制在这些界限以内，为治疗工作提供一个安全的空间。为了给治疗提供一个安全的空间，我们需要明白以下几点。

● 保密性——在建立并维持一段治疗关系时，保守来访者的秘密并且清楚地知道保密的范围是很有必要的。保密的界限与安全有关，如果来访者会对自己或别人做出危险的事情，就不再需要保密。治疗师有时要将治疗中的材料给督导看（见第97 个关键点），出于此目的进行会谈录音，这一点需要征得来访者同意。如果想要更全面地了解有关保密的内容，我推荐大家仔细浏览 UKCP❶ 和 BACP❷ 网站。

● 关系的边界——刚接受治疗的来访者并不总是能理解我们为什么不能和他们在治疗室以外的地点见面。许多来访者有过自我与他人的边界被逾越或侵犯的经历，在非治疗情境下与来访者见面就会逾越这种界限。尽管我们努力维持治疗关系的平等，但还是存在真实的权力失衡。这也是治疗关系应该被精确限制的原因之一，否则即使是在治疗结束了很长时间以后，污染也可能会出现。

● 性的边界——对于我来说，一个治疗师做出的"任何"性挑逗行为都是在滥用自己的权力，在治疗边界中明确规定的一点就是治疗师不能产生性方面的感觉。这看上去似乎是理所应当的，但令人悲哀的是，违背这一点的事例贯穿了整个心理治疗的历史，且不是只存在于久远的历史中。虽然这些个别人的行为对整个行业造成了不利影响，但幸好他们只是众多值得尊敬的从业者中极少的一部分。

● "商业"问题——明确治疗费用、治疗时长、取消治疗所需的预先通知，以及你所建议的疗程数。

● 治疗协议的时长——如果提供固定次数的治疗，比如短程治疗，在一开始就要清楚说明治疗所持续的时间。除了特殊情况，我不建议增加这种短程治疗的治疗次数。同时也要问问自己，治疗次数是否适合现有的问题。在长期治疗中，我建议在达成开放性的共识之前，每几次治疗结束后都应该进行一次回顾反思。

● 介绍有关完形治疗过程的信息——简明地介绍一下你的治疗方式。注意不要使用过于技术性的语言，用一些完形术语就足以使来访者有大致的了解。

我们需要与治疗空间相关的严格而清晰的治疗边界来促进来访者、治疗师和他们各自接触边界之间健康的互动。与之矛盾的是，在完形治疗的过程中，我们关注的是代入、存在和确认，而且想要去理解来访者是怎样认识并感受他们的世界的，

❶ United Kingdom Council for Psychotherapy，即英国心理治疗协会。
❷ British Association of Counselling and Psychotherapy，即英国心理咨询与心理治疗协会。

而这又会让来访者和治疗师之间建立起亲密的关系。

在将一切都考虑进去以后，管理机构或者我可以写一写维持治疗边界的重要性，而且我们所有人都会对此表示同意。在治疗关系中，最重要的场条件不是我们遵守规则手册的能力，而是我们的态度，我们对来访者幸福的真诚关心以及我们的专业技能。我们也许会犯错，但在内心深处我们能明辨是非——更重要的是，我相信来访者也知道我们确实如此。

93

关系伦理

正如在上一个关键点中所概述的，我们需要考虑治疗实践中的一些伦理，即构成治疗关系容器的"参与规则"。我们可能并没有完全理解这些伦理，但我们会被灌输并将它们用于实践中。然而，也有一些我之前提到过的伦理，它们创造的是一种伦理态度，关注的是"存在"（being）而不是"行动"（doing）。

来访者：（看向地面，浅呼吸）戴夫，这种疗法对我不起作用，我本希望它能改变一些事情，但我就是感觉被困住了，和以前一样（身体一动不动），还是老样子。

治疗师：（注意力集中，监测自己的呼吸，身体前倾）菲尔，这听起来很艰难。你能试着看着我吗……如果你愿意的话，可以短暂地看看我（微微低下头）。

来访者试探性地抬起头，起初是短暂的，但随后紧紧跟住治疗师的目光。当治疗师深呼吸时，来访者的呼吸也会变深。来访者和治疗师湿润的双眼对视，他们无言地相互致意，凝视着对方。

在上述对话中，来访者和治疗师在一次伦理会议中逐渐承认对方的人性。双方都在向对方靠拢，一个人认识到另一个人的痛苦，在这个过程中，接触边界得到软化，治疗师和来访者的角色被剥离，变成一个承受痛苦的人和一个能感受到这种痛苦的人。这种关系是由布伯的我－你（I-Thou）态度所支撑的，但基于双方责任在于治疗师的观念，这种关系中存在一个不对称的维度。这种责任也延伸到简单的双人关系之外，因为个人健康取决于更广泛领域的健康，也需要对自我和情境的支持（Lee，2004b）。一种伦理的存在方式形成了伦理问题的基础，如治疗边界、费用和伦理准则，"伦理关系不是嫁接在认知的先验关系上；它是一个基础，而不是一个上层建筑"（Levinas，1987：56）。

> 如果你是一名治疗师，考虑以下与你的来访者有关的问题：
>
> 你觉得你了解你的来访者吗？
>
> 在督导中讨论来访者们时，你是如何谈论他们的？

仔细思考了上述问题后，请考虑你对下面这段话的看法。

> 如果一个人能够占有（possess）、掌握（grasp）和了解（know）另一个人，那并不是真实的那个人。占有、了解和掌握是权力（power）的代名词。
>
> （Levinas in Orange，2010：77）

如果我们通过现象学 – 场域的角度来看待人的伦理观，那么我们永远不可能知道对方关心的是什么。我们可能会受到对方的影响，试图理解对方的观点和经验，与对方陷入"我 – 你"的时刻，但我们永远无法完全了解他们。虽然我们可能感觉不到我们正在占有他人，但在描述我们的来访者时使用的语言表明，占有欲是有不同程度的。治疗师在督导下提及来访者时提到"我的"是很常见的（以及"我的"个案）。在讨论与他人的关系时，我们经常使用物主代词。如果我们能意识到我们在语言表达上的错误，那么我们就能更好地以同情的态度体验一个受苦的人，因为不仅我们面前的人在受苦，他的整个处境也在受苦，因此作为一个人，我和他们一起受苦，"丧钟为你们敲响的时候，也为我敲响了"（Orange，2009）。

我所说的关系伦理是任何道德规范和治疗边界立足的基础。它们是前景的背景。道德态度不是我们进入治疗室时才有的，而是治疗师在生活的所有领域中都要接受的一种关系态度。我并不是说我们都需要成为远超常人的圣人，但无论我们是何立场，我们都需要对我们的同胞做到基本的礼貌。列维纳斯谈到了转向他人的面孔，指的是远离概念化、治疗地图、关于对方的陈述或想法，并且被他人当作他人接触。

94

治疗中的抚触

　　抚触（touch）一般可以用来唤起、增强表达力和营造亲密氛围。"抚触"这个词在语言上经常被用来表达一种深层次的感受，比如"我很感动"。在西方文化当中，我们对周围的人使用不用程度的抚触来表达我们与这些人的远近亲疏。不同类型和性质的抚触与性亲密程度、友情以及日常打招呼联系在一起，但它们是"接触连续体内"的三个相关领域。托顿将抚触的使用描述为舒适、探索接触、放大、挑衅或熟练的干预（Totton, 2003），重要的是，我们也需要承认抚触的使用是潜在的虐待或被视为虐待。

　　抚触在治疗中的应用经常会引起争议，这不足为奇。文化中有关抚触的内容越少，这些争议也就越多，而且抚触引起的争议常常带有性别特征。这种文化场的条件意味着我们要特别小心谨慎地使用抚触治疗。治疗师关注前沿性的研究成果是至关重要的，同时我强烈建议在治疗中使用抚触之前，应与督导深入交流。令治疗师感到不适的性感受、幼稚化及舒缓情绪的意识外表达，创造并维系着关系中的层级，都能够通过抚触的使用被传达。不同性别及来访者和治疗师之间的性组合的动力会进一步使潜在的雷区变得更加复杂。

　　除了在治疗中使用抚触时要行使自由裁量权，我们还需要来访者的知情同意。考虑到抚触的唤起性，我们需要反复与来访者确认他们的抚触体验，并明确允许来访者在任何时候说"停止"。治疗师给出一些有关抚触治疗如何有利于来访者以及基本的便于理解的概况介绍是非常有帮助的。如果治疗师采用一种特殊的抚触方式，在使用这种方式时，需要确保自己在这一方面接受过充分的培训和督导

（Joyce & Sills, 2001）。同时也要注意，我们实施的是一种具身治疗，我们触碰的是"身体"而不是客观化的人（Kepner, 1987）。

体验式练习

这个练习最好在你不太熟悉的环境中完成。环顾房间，选择一件物品，研究这件物品但不要触碰它。用你其他的感官全面地探究它。想象一下它可能是什么质地，它的重量和硬度是多少。当你做完这些，用至少5分钟的时间去触摸它，使用触觉来探究同一个物体。记录下你收集到的关于这个物体的新信息以及这个物体是如何打动你的，例如对它的冰冷感到惊讶，对它的硬度感到舒适。

在抚触的时候，我们可以发现一些有关自我、他人以及与他人之间的关系的新的感受，这些都是未经抚触难以被发现的感受。无论我们多么擅长描述，或多么善于调整其他感官的敏感度，总有一个未知的领域是你体验不到的。"是接触本身的运作使我与他人共同存在，同时也标志着我们的不同。相同的运作既分离又联结。"（Robine, 2011：291）。与此同时，也有一些从伦理角度出发，出于对来访者和治疗师的保护等方面的原因，阻止我们采用抚触疗法，危险就是我们从具身式的联结转向了更为认知式的联结。相反，保罗·巴伯（Paul Barber, 2002a：76）用生动的语言解释了已故的米里亚姆·波尔斯特对治疗的体验，他说："她没有触碰我，但是我感到了被关心和被支持。"我听说过来访者反馈类似的没有被抚触但是感到被支持的体验。或许我们不应该低估眼神、同情和我们的存在方式对来访者的治疗效力。有时我们可以使用一种具身的方式来代替抚触，进而帮助来访者：注视其身体动作和姿势，使用具身的语言，促进动作的展开，邀请他们参加身体导向性的训练，使用譬如沙盘的触觉训练。

在使用抚触治疗时我一直奉行谨慎原则，原因很简单：如果治疗师有任何疑惑，那么就不要开展抚触治疗。不论我们是否使用抚触，都有必要考虑你本人是否愿意和来访者进行身体接触，以及这种接触对咨访关系可能具有的意义是什么。我对这种在抚触治疗中不可避免的限制性的场条件感到悲哀。以发展的眼光来看，在看见和描述之前，我们了解世界的最初方式之一就是触摸。凯普纳（Kepner，2001）通过他的观察给我们提出了一件令人深思的事情，即缺少抚触的婴儿死亡风险很大，能得到充分身体抚触的婴儿往往能茁壮成长，因为抚触是婴儿的主要交流方式。在后来的一篇论文中，凯普纳概述了专业培训的必要性，因为完形中没有抚触干预的方法。他表示有必要超越完形方法，开发一系列对身体过程和抚触的干预手段（Kepner，2008）。

阿波西亚提倡在治疗师的指导下进行自我抚触，以"加深自己与身体的关系，并获得一种内在的安全感……（并且）被用来唤醒身体已经分离的一部分"（Aposhyan，2004:179）。从完形的角度来看，我们可以将其视为对回射的积极使用。虽然我完全认可她的论点，但自我抚触永远无法取代另一个人的抚触。抚触具有强大的治疗康复作用，但是道德和伦理一直以来都对治疗中抚触的使用持反对态度，伦理规则永远不可能移除那些被剥夺抚触的来访者对抚触的渴望。来访者或许更需要在日常生活中满足抚触需求，而不仅仅是在治疗室中。

95

非剥削

对话性关系不应该是剥削性的，这似乎是一个显而易见的说法。但是显然需要声明的是，各种类型的剥削都在有意或无意地发生着，既可能出于善意的治疗师，也可能出于故意的剥削者（Yontef，1982）。治疗师任何从服务于来访者的对话转向服务于治疗师的举动，都是某种形式的剥削。这并不是说治疗师不能在与来访者的对话中获得确认或体验代入，而是说它应该是对话关系的副产品。

在治疗关系中权力是不平等的。治疗师处在更强势的地位，且需要承认他们有滥用这种权力的潜在可能。如果我们考虑治疗过程中常见的动力系统，比如来访者将治疗师理想化，那么不管是在觉察中还是觉察外，情境是如何被调整到对治疗师有利的都是显而易见的。为了帮助治疗师了解其剥削性权力的潜力，他们有义务在督导和个人治疗中探索这种可能性。他们也需要考虑在自己的生活当中是否得到充分的支持，要打消治疗师－来访者关系中预先补偿行为的可能性。

承认剥削的潜在可能，能够减少剥削发生的风险。应把这一点记在心里，我想邀请读者完成下面的练习以探索他们的灰暗属性。

(**体验式练习**)

按照第 20 个关键点的练习指导语，但是这一次，认同一个具有你不喜欢、鄙视或者讨厌特质的"反英雄"。在之前的练习中我并未暗示你表现出这些特质或能力，但是一旦你写下了这些特质，考虑一下，为何它们作为能力而非表现出来的品质会更适合你。现在，本着一种场观点的真实态度，考虑这些特质在你的经验场——在你与来访者的治疗中是如何发挥作用的。

诸如完形这类的现象学－对话方法的特点是与来访者建立一种适应的、感到被理解的亲密关系。因此，这种关系为治愈过去的关系破裂提供了最大的机会。在这个连续统一体的另一端是一种利用的可能性，即把来访者当作一个可以用来满足自己的东西来对待，从而破坏信任。

心理治疗的历史充满了性剥削的案例，完形的历史也不例外，可悲的是，在这些例子中有弗里茨·皮尔斯，他的个人享乐主义让他在埃萨伦工作期间与来访者和受训者发生了冲突（Clarkson, 1991），而他转向了与PHG阐述的治疗相去甚远的享乐主义方法。我同意奥谢的观点，我们不应该感到震惊（尽管这确实令人震惊），"在训练小组中似乎如此容易表现出来的政治正确性背后，存在着自恋的个体主义、同性恋恐惧症、父权制、性别歧视、剥削和道德主义"（O'Shea, 2000: 13）。我还要补充一点，我们都是治疗师（所以我们并没有摆脱困境！），而且这种态度也存在于培训机构中——正如我的一位同事经常说的那样，"我们教的东西正是我们最需要学习的东西"。正如罗伯特·雷斯尼克（Robert Resnick, 2002: 65）所说，"除非我们能意识到'他者'也是'我们'，'我们'即是'他者'，否则'我们'将继续保持正义、去人性化、剥削和掠夺"。

我们需要考虑治疗关系所处的文化背景和潜在的剥削是如何影响会面的。例如，来访者所属种族的祖先是我们祖先的仆人或者奴隶，这是否会影响我们当下的相遇？这样做的话在关系的历史场中能创造一个舒适盲点。在一个开放性的对话中，如果我们想要保持真实的信念，我们需要尊重这种关系模式。如果当下的场中存在剥削，我相信它需要得到承认。

96

治疗师的支持

　　我们职业中存在的一个悖论是，我们在工作中与很多来访者亲密相处，但这样的关系恰恰是建立在边界和限制之上的。这些年来，我遇到了很多来访者，我觉得如果我们在不同的情况下相遇，我们本可以成为朋友。英国的两大咨询和心理治疗组织 BACP 和 UKCP 明确指出，严格禁止与目前正在接受治疗的来访者建立个人关系，但在与曾经的来访者建立个人关系的问题上，两者的指导都非常模糊。我的观点是，一旦我们成为某人的咨询师，我们总是需要通过预先设定的视角及其所包含的限制来看待这种关系。因此，为了对抗任何可能的无意识剥削，我认为，"一旦成为来访者，永远是来访者"，这种立场不仅确保了此人希望与我重新开始治疗的可能，而且保留了对来访者的支持。另一个原因是为了保证私密性，在吃晚饭时我不能像我的妻子与我谈论她在教授音乐课时发生的日常琐事一样与她谈论我的工作。从完形的场观点来看，如果我们作为治疗师得不到足够的支持，那么这种无力感就会被传递到来访者那里。这正是我说"以治疗师的身份工作时要充满激情，但不要让治疗成为你激情的唯一来源"的原因之一。

　　当面对那些感觉自己的世界分崩离析，并且整个人正在崩溃的来访者时，治疗师必须坚定地站在他们一旁，无条件地支持他们。由于我们反反复复地接触到来访者的创伤性体验，因此我们也是替代性创伤的易感人群。专业的支持，譬如督导、同辈督导、研讨会以及持续的专业发展是至关重要的，但是满足治疗师的需求，建立广泛的支持，削减职业倦怠的可能性，才是治疗师更广阔的场的本质功能。如果一个治疗师完全将自己投入治疗场中，那么就可能面临着从自己广阔的生活空间之中分离，甚至是疏离的危险，这在原则上违背了完形治疗的精神。如果我们从一个系统的视角来看待上述这种治疗的风险，并将其风险放大到极致，那么很有可能会看到整个治疗领域从它自身希望去服务的社会领域中分离出来。我们的来访者就像镜子一样，反映出我们作为治疗师在个体层面和集体层面孤立我们自身的潜在风险。"意识是带来改变的必要条件，但通常不是充分条件"（Miller，2011b：111），我们都可以养成习惯，因此需要尝试扩大我们的支持系统——我们需要实践我们所"宣扬"的东西。

完形治疗训练可以在无意中形成一种进程，这种进程会使人高度沉浸于完形治疗理论的场中，并且排斥治疗的多样性，我不认为这是完形的特例。对上一次训练任务还没来得及达到满意之前，下一个训练任务就成为关注的重点。在最后一次训练形成的满足之前，将成为即时图形的下一次训练任务获得了形成的机会。有时，训练刺激性强且使人感到兴奋，但请牢记我们有适时退出的必要，为无为虚空留出空间，在这一空间中，全新的创造力将诞生。让我们在来访者的世界中留下一些空间由他们自行完成改变。

让我们确保在得到充分支持的过程中，我们不会错过明显的事情。请参考第30个关键点中的体验式练习，看看此时你的支持情况如何。得到充分支持包括人际支持，但我们需要坚实的基础来建立这种关系。我对吃"快餐"或工作时间过长的咨询师的数量感到震惊。我再次重申我们需要空间来让需求和愿望浮出水面，需要时间来吸收和品尝（字面意思或者是其他意思）我们从环境中吸收到的东西。

体验式练习

画一组同心圆，四个或五个，中心圆代表你自己。在外圈写下你此时的支持，把重要支持写在更靠近中心的圆中。在坐下来考虑可以将哪些支持添加到你的支持图之前，请快速完成这个练习。

97

完形督导

在英国，咨询师和精神科医生必须在其职业生涯中定期接受督导。那么，什么是督导呢？人们在日常交谈中常常混淆督导和督导者。非专业人士常误以为督导就像企业中的管理者一样告诉治疗师该做些什么事情。诚然，有些指导对于确保咨询进程的安全性和完整性而言是不可或缺的，尤其是新手，但是接受指导的同时，也要保证给治疗师留出足够的空间，去发展个人对于治疗的深层体悟和独特的治疗哲学。完形督导的作用并不是给接受督导的咨询师提供技术及干预方法的装备库，而是旨在帮助他们理解咨访关系是被共同建构的、是动态的。

督导的过程一般被描述成某种形式的元治疗（Hess，1998；Hawkins & Shohet，1989/2000；Gilbert & Evans，2000），即在督导者和被督导者之间创设一种类似治疗师和来访者之间的平行关系。这种平行关系可以视为是在治疗与督导之间，建立起了一种概念化的桥梁。咨访关系中的一系列阻抗，能够被平行传递到督导过程中；督导者和被督导者逐渐揭开咨访关系中不断变化的阴影，并且识别出这些干扰了咨访关系的进程，这就是督导起到的作用。正如在治疗中，督导者与被督导者的关系是取得良好结果的关键（Bucky et al.，2010；Norcross & Lambert 2011；Creaner 2014），因为良好的工作关系有助于诚实、开放以及建立信任。

在督导关系中，构建一种健康的进程能够为治疗师提供强有力的体验式学习机会。在督导关系的开始，完成基础任务并划清治疗边界是很重要的。与之类似，督导者需要在充分致力于这些领域以及不用信息淹没被督导者之间取得平衡。督导者可以试着采用过程聚焦的方式去传递这些信息。无论是在督导还是咨询过程中，要提升治疗的自由程度和创造性，结构化的流程都是不可或缺的。

关于结构化这个主题，我提出了一些督导需关注内容的清单（改编自 Hawkins & Shohet，2012；Gilbert & Clarkson，1991）。

（1）探索治疗策略和干预措施，关注拓展治疗师的业务能力并追求更多的变化，同时承认他们的可取之处。

（2）对咨访关系进行聚焦于过程的探索，在这段关系中出现了哪些模式？

（3）对于移情现象的聚焦，包括从治疗程序中的此刻关系到另外的时空地带。比如，当前咨访关系与其他咨访关系有何相似之处？

（4）聚焦于诊断过程。这可能是与完形手册相关联的描述性诊断、角色风格或透过完形视角对于精神诊断的讨论。

（5）将理论应用于实践并且在实践中完善理论，后者包括对过去未曾意识到的能力的进一步识别。

（6）将咨询室中所发生的事与更广阔的场相联系。

（7）关注伦理和道德的两难选择。

（8）祝贺并且回顾咨询师的努力和成就。

当眼下焦点退化为背景，同时不同的督导需要开始图形化的时候，督导的过程就像在不同的领域间移动。平行的督导过程也能提供一个观察来访者关系状况的窗口，比如，一个讨论某个回避特定主题的偏移型来访者的被督导者，可能会在这个中心的外围打转而不去触碰这个中心。

● 正如完形治疗使用现象聚焦和体验式练习去阐明来访者的经历一样，完形督导也使用现象学的方法去阐明被督导者与其来访者有关的经历（Yontef,1996）。

● 正如完形治疗的场中将情境看成一个不断变化的状态一样，完形督导同样关注整个生活空间，不会认为哪些层面比另一些层面更重要。

● 正如完形治疗以一种横向化的咨访关系参与治疗和讨论一样，完形督导也试图通过与被督导者的对话对来访者的经历产生具身认识。

我从前的一位督导说过，完形疗法和完形督导之间没有区别，我认为这种说法引人深思。我相信完形疗法和完形督导之间存在根本的差异，但是当我们在完形中进行人际交往时，在被督导的过程中使用我们的自我，包括我们如何受到被督导者（和来访者）的影响，督导结束和治疗开始之间并没有明确的界限。来访者不可避免地会带来触及我们自己的问题。存在差异的一个领域是督导者重点关注咨访关系，因此与被督导者的许多互动将是"我－它"关系，"它"是被督导者与其来访者的关系，而不是"我－你"，并且由于督导者－被督导者关系的预先配置性，这种状态更有可能持续下去。因此，与被督导者保持"我－你"态度很重要。

正如尼维斯（Nevis,1997）所指出的那样，我想将完形督导过程做如下类比：发展感受和想法的综合体就像弹钢琴。左手打着节拍就像督导者所做的那样，教人们如何感受节奏和时机。右手演奏旋律，越有表现力的部分就是你越真实的当下。为了能在结构化的流程中胜任，同时也为了能与其他钢琴家（治疗师）交流，钢琴家需要有读谱和作曲的能力（学习心理治疗理论）。大量的练习和时间都是胜任完形治疗必不可少的一部分。

100 KEY POINTS

完形治疗：100 个关键点与技巧

Gestalt Therapy:
100 Key Points & Techniques

Part 6

第六部分

对方法的
评估：终点
和回顾

98

在个体和团体治疗之外的完形应用

除了我们能想到的临床情境之外，完形治疗可应用的范围十分广泛。如果从完形场论的视角来看，我们需要格外关注应施以何种干预来改善他人情境。在西方，我们在处理问题领域，倾向于将它们与其他社会部分剥离而不是将它们视作社会的一部分。所谓的"精神疾病"，实际上或在隐喻意义上是制度化的，正如老人和弱势群体，正如罪犯被关起来。如果更加包容并将问题视作社会性的问题而非个体性的问题，将有更多人更好地适应社会。我们的社会也能有机会处理这些问题中反映出的潜在社会境况。这可能看起来激进、简单化和具有不切实际的理想化，但是我们的微小举措也能实现更好的整合与包容。正如我们所见，完形治疗处理整体问题，其场域方法中暗含的是系统视角和共同建构。

完形既是一种疗法，也是一门哲学，完形哲学可应用于大量情境，帮助促进"健康运作"的发挥。在处理夫妻、家庭等小型系统上，它的作用已得到了广泛认可，在英国及很多地方已经有了有效、完善的课程教授完形治疗。

自从完形摆脱 20 世纪 60 年代弗里茨·皮尔斯时期的"图形束缚"（figure-bound）的方式，正是完形治疗取向所具有的探索背景结构（图形的组织即出现于此）的能力，使完形治疗有了超越个体和团体治疗的广泛应用前景。在应用中，对图像问题的探索与其产生的背景联系起来，而不是孤立地检验问题本身。比如对于"为何这个孩子在学校表现不佳？"这样的问题，会对其重新进行组织，使之更具有现象学意义并关注于场，比如"这个孩子的行为反映了他在学校的何种关系模式？""他在整个系统中代表了什么？"我们很容易将"孩子"和"学校"替换成"员工"

和"办公室"、"部门"和"公司"、"病房"和"医院"或者其他大系统中的小系统的例子。

完形治疗师已经完成了一些出色的研究和文章，涵盖我们通常认为的临床环境之外的工作。一些已深入探讨的领域包括完形辅导（Brownell，2018；Siminovitch，2017；Francis & Parlett，2016；Bluckert，2015；Leary-Joyce，2014）、完形在组织工作中的应用（Chidiac，2018；Barber，2012；Chidiac & Denham-Vaughan，2009；Critchley et al.，2007）以及具有更广泛社会焦点的完形治疗（Parlett，2015，2005，2000；Melnick & Nevis，2012；Lichtenberg，2008）。

完形治疗的早期代表人物之一，菲利普·利希滕贝格（Philip Lichtenberg）住在一个退休社区，虽然这里的350个人不是完形治疗师，但这个社区确实践行着完形治疗的准则。他在社区教授课程，其成员至今仍活跃于更广泛的社区中，同时在他们需要的时候接受支持。这与英国那种千篇一律的养老院及老人的价值被隐性贬低的其他地方截然不同。利希滕贝格（Lichtenberg，2007）谈到完形治疗师需要在日常对话中伸出援手以改变日常生活，在我们与世界的日常接触中进行对话，我们需要带来我们希望在世界上看到的变化（Gandi，2019）。

作为完形治疗师，我们需要接纳专业原则来指导我们的生活。在政治、组织、生态和日常生活中，我们有礼有节、计划周全，同时也自然友善地对我们的来访者表现出主动，这样做的话，我们将影响身边的人，并趋向与他人和地球建立更加和谐的关系，现在我们比历史上任何时候都需要有更大的公共视野来更广泛地应用完形哲学。

99

回顾

在重写本书的过程中，我一直在回顾第一版，并根据过去十几年来出现的新理论重新评估它。我想保留什么？我需要删去什么内容？我还同意自己从前写的东西吗？不全是。我已经仔细思考，有时甚至过度思考，用新的材料来替换我以前的一些文本是否适当。自从我第一次坐下来开始撰写第一版以来，我的场和完形治疗场不可避免地发生了变化，因此我一直在回顾和重新评估目前我与完形治疗的关系。这个过程反映了我们需要参与各种研究和学习的过程——我们确实是在重新思考。

作为治疗师，我们始终应该开放地向我们遇到的每位来访者学习，开放地向来访者学习有助于平衡关系——在任何关系中，学习都是双向的。留出时间回顾你作为治疗师的经历，评估你所做的工作，考虑可能的盲点，注意与来访者关联方式的变化，以及现在这些如何影响你与他们的关系以及他们与世界的关系，这些都很重要。随着回顾的距离越来越远，这些区域可能会变得更加明显。我建议大家在结束治疗时进行这样的回顾，但也可以在治疗期间定期进行督导或自我督导。参与这样的过程有助于我们与过去（what is）保持联系，而不是过时地了解过去（what was）。

根据完形理论，成长和发展需要一个持续不断的图形形成和破坏的过程，这一观点植根于布拉格南斯定律中（Law of Pragnanz）（Melnick & Roos, 2007）。*Pragnanz* 是一个德语单词，其最接近的英文翻译是"pithiness"，意思是简洁、有意义或有序。它涉及这样一种信念，即给定的情况往往会创造出可能的最佳形式，简单来说就是"我们尽可能地组织场"，作为治疗师，我们只有在了解当前场条件的情况下才能这样做，在当下进行审视。

在治疗师回顾和评估他们的治疗工作时，建议思考如下问题，可能会对他们有一定的帮助。

我在哪些方面做得不错？

在今后接触其他来访者的时候，有哪些事情需要我进一步注意？

与完形理论有关的我们的治疗旅程被我赋予了什么意义？

在这段治疗关系中让我印象最深刻的是什么？

如果时间能够倒转的话，哪些方面我将有不同的做法？

作为一个治疗师，我的成长边界在哪？

在你回答上面的问题时，你要注意是否在消极地批判自己而不是建设性地批判自己。如果你是前者，那么在你所犯的"错误"中请仔细考虑，存在哪些积极因素，记住破裂和修复周期。纵贯全书，我一直在强调西方文化模式有这样一个弊端，即迅速地转向下一个任务，回避了满足、消退和无为虚空——缩短了完形循环中的后接触阶段。通过前文我们所说的回顾过程，我们可以抵制这种文化背景的内摄，并同时为正式或非正式的评估生成客观研究数据。

在这本书和这段旅程即将结束之际，我希望你回顾一下自己的学习经历，以及之前所学的关键点。同样，我提出以下一些问题供你思考。

我认为什么是有帮助的？

我认为哪些对自己没有帮助？

哪些关键点让我觉得难以理解？

当我发现一些难以理解的东西时，我是怎么解决的？

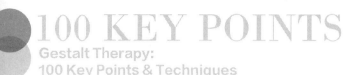

我打算如何继续我的学习 / 兴趣?

有什么特别引起我兴趣的吗?

我之所以提出上述问题,是因为我希望这些问题能够帮助你从一个简单的觉察过程(例如我想学习关于完形的一些知识)向更深入的反思觉察过程过渡,深入的反思觉察过程包括我是如何学习完形知识的、学习进程如何,以及第91个关键点讨论的实现觉察和阻碍觉察的模式如何,从而达成"对个体全部觉察过程的觉察"(Yontef, 1993:251)。回顾过去,可以帮助促进更深入的觉察和当下接触的提升,并为未来提供可能的方向。我们的过去塑造了我们现在的经验,而经验又反过来塑造了我们的未来,正是在这些时间的流动中,我们将揭示我们在联结中的流动性以及存在哪些固着完形。

100

关于不确定性和确定性

　　完形治疗师需要容忍主体间关系的不确定性，以及随之而来的一切，从存在的焦虑到不知道接下来会发生什么的喜悦和惊奇。在这本书中我已经讨论了我们看待世界的独特方式，即对于同样的世界，不同的人有不同的视角，产生各自不同的感知。我们都认为世界是给定的、真实的，但我们与这种"确定性"之间的连接程度仍然因人而异。就像其他人一样，完形治疗师也可能会固执地排斥那些质疑其世界观的信息。对于完形治疗师来说，一个可靠的理论基础是必需的，因为只有这样才能持续地、符合伦理地开展治疗工作，但是我们仍然需要不断地去审视我们的理论，这些理论关乎在我们不断变化的场中所面对的每一个个体。神经科学领域取得的显著进展为我们处理特定工作提供了帮助，但我依旧保持警惕。当我们的情况由无数相互关联的系统组成时，我们要警惕将我们的多层场减少为一个系统的情况。僵化地使用前面讨论的许多结构有可能让你成为还原论者，但我们可以通过以对话的态度来应对每种情况，对他人的世界观欣赏，从而防止这种情况发生。作为完形治疗师，我们不是科学家，而是艺术家——关系艺术家——但我们需要科学提供的洞察力来表现我们的艺术。我们需要根据我们面前的人来混合我们的调色板，这可能意味着这种关系会创造出以前从未创造过的色彩。只有当我们轻轻地握住我们的画笔（理论）时，我们才能做到这一点。当我们获得知识时，我们需要保持怀疑态度。如果我们不能对改变和反思持开放态度，那么一个受人追捧的理论或概念就可能成为放之四海而皆准的教条，停滞不前，这样的理论有还不如没有。儿童总是用充满童真的眼光看待世界，他们对世界的一切感到好奇，这种心态值得治疗师去学习。

作为完形治疗师，"我们必须是主观的，因为主观性存在于情境中，但这并不是说我们应该武断"（Merleau-Ponty，2010：6）。就像在生活中一样，不确定性充斥在完形治疗的各个方面，这些不确定性会在完形治疗场论的整合中得到验证。在与来访者交谈的过程中，我们不需要知道下一步是什么，因为如果我们告诉自己下一步是什么，就会强化我 – 它关系。但我们不会在不确定的状态下漫无目的地游走。正如我们所看到的，为了练习布伯（Buber，1958）、海克纳（Hycner，1993）、雅各布斯（Hycner & Jacobs，1995）等人所讨论的对话，我们需要遵循特定技术所具有的特定原则。我们相信不存在孤立的、固定的自我，自我是流动的，在接触的过程中形成，这意味着我们要对不可预测的事物保持开放态度，而仅仅通过持有这种信念，我们的支持理论就有一定程度的确定性。我们相信，我们和来访者之间会形成联结模式，存在现象的方法论，并且需要对来访者和治疗关系进行情境性的观察。我们相信当下的价值，并且需要更新创造性调整。这些信念可以支持我们在不扼杀创造力的前提下系统地进行练习。

施特姆勒（Staemmler，1997，2009，2012）讨论了"培养的不确定性"（cultivatied uncertainty），并将这种态度描述为一种乐观态度，因为它暗示了改变是可能的。这种态度遵循胡塞尔现象学方法的原则，因为"治疗师以前从未以这种特殊形式遇到过他现在试图理解的东西"，因此治疗师必须"对来访者的独特性和共同情况持开放态度"，培养的不确定性也为来访者提供了纠正治疗师的空间，这是一种遵循对话态度的立场。在此我要说的是，我们需要不确定性，但也需要有一定程度的确定性支持我们的不确定性能力。一极需要它的对立面才能存在。

在结束本书时，我希望你对这 100 个关键点既不是太确定也不是不确定。我希望你仔细阅读和思考本书的内容，既不要过度内摄，也不要轻易阻抗。我希望我已经激起了你的兴趣，我非常希望你们当中有人进一步研究完形治疗的复杂性，并更好地活在当下：

去年的话属于去年的语言，明年的话等待另一个声音。

（T.S. Eliot）

参考文献

Almog, M. (2016) 'Transforming the Problem of the Other: Rethinking Merleau-Ponty's Itinerary', *The Southern Journal of Philosophy*, 54(3).

Anderson, R. and Cissna, K. (1997) *The Martin Buber-Carl Rogers Dialogue*. New York: State University of New York Press.

American Psychiatric Association (2013) *Diagnostic and Statistical Manual of Mental Disorders*, 5th edition. Washington DC: American Psychiatric Association.

Aposhyan, S. (2004) *Body-Mind Psychotherapy: Principles, Techniques and Practical Applications*. New York: Norton.

Bainbridge-Cohen, B. (1993) *Sensing, Feeling and Action*. Northampton, MA: Contact Editions.

Barber, P. (2002) 'Remembering Miriam Polster', *British Gestalt Journal*, 11(2): 76–79.

Barber, P. (2012) *A Reflective Guide to Facilitating Change in Groups and Teams – A Gestalt Approach to Mindfulness*. Oxford: Libri Press.

Beebe, B. and Lachmann, F.M. (2002) *Infant Research and Adult Treatment: Co-constructing Interactions*. New York: The Analytic Press.

Beisser, A. (1970) 'The Paradoxical Theory of Change', in J. Fagan and I. Shepherd (Eds.) *Gestalt Therapy Now*. New York: Harper.

Benjamin, J. (1999). 'Recognition and Destruction: An Outline of Intersubjectivity', in S.A. Mitchell and L. Aron (Eds.), *Relational Psychoanalysis: The Emergence of a Tradition* (pp. 181–210). New York: The Analytic Press.

Bion, W.R. (1962). *Learning from Experience*. London: Maresfield Reprints.

Blake, W. (1977) *William Blake: The Complete Poems*, in A. Ostricher (Ed.). Penguin Classics: London.

Bloom, D. (2003) 'Tiger! Tiger! Burning Bright', in M. Spagnuolo-Lobb and N. Amendt-Lyon (Eds.), *Creative Licence: The Art of Gestalt Therapy*. York: Springer-Verlag.

Bloom, D. (2005) 'Revisiting the Aesthetic Criterion: A Response to Sylvia Crocker', *British Gestalt Journal*, 14(1): 54–56.

Bloom, D. (2010) 'One Good Turn Deserves Another... and another... and another: Personal Reflections on Relational Approaches to Gestalt Therapy', *Gestalt Review*, 15(3).

Bloom, D. (2013) 'Situated Ethics and the Ethical World of Gestalt Therapy', in G. Francesetti, M. Gecele and J. Roubal (Eds.) *Gestalt Therapy in Clinical Practice: From Psychopathology to the Aesthetics of Contact.* Milan: FrancoAngeli.

Bloom, D. (2014) 'Sensing Animals/Knowing Persons: A Challenge to Some Basic Ideas in Gestalt Therapy', in D. Bloom and B. O'Neill (eds). *The New York Institute for Gestalt Therapy in the 21st Century: An Anthology of Published Writings Since 2000.* Queensland, Australia: Ravenwood Press.

Bloom, D. (2015) 'The Relational Function of Self: Self Functioning of the Most Human Plane in Robine', J.-M. Robine (Ed.) (2016) *Self, A Polyphony of Contemporary Gestalt Therapists.* St Romaine de Virvée, France: L'Exprimerie.

Bloom, D., Spagnuolo-Lobb, M. and Staemmler, F. (2008) 'Notes on Nomenclature', *Studies in Gestalt Therapy: Dialogical Bridges*, 2(1).

Bluckert, P. (2015) *Gestalt Coaching.* Maidenhead: Open University Press.

Bollas, C. (2018) *The Shadow of the Object.* Oxford: Routledge.

Brentano, F. (1995) *Psychology from an Empirical Standpoint*, edited by L.L. McAlister. London: Routledge.

Brownell, P. (2012) 'Spirituality in Gestalt Therapy', in T. Levine-Bar Yoseph (Ed.), *Gestalt Therapy: Advances in Theory and Practice.* London: Routledge.

Brownell, P. (2018) *Gestalt Psychotherapy and Coaching for Relationships.* New York: Routledge.

Brownell, P., Meara, A. and Polak, A. (2008) 'Introduction', *Handbook for Theory, Research, and Practice in Gestalt Therapy.* Newcastle: Cambridge Scholars Publishing.

Buber, M. (1958) *I and Thou*, 2nd Edition. Edinburgh: T & T Clark (original published 1923).

Buber, M. (1965a) *The Knowledge of Man: A Philosophy of the Interhuman.* New York: Harper & Row.

Buber, M. (1965b) *Between Man and Man.* New York:

MacMillan.

Buber, M. (1967) *A Believing Humanism: Gleanings.* New York: Simon & Schuster.

Buber, M. (1992) *On Intersubjectivity and Cultural Creativity.* Chicago, IL: University of Chicago Press.

Buber, M. (1999) *Martin Buber on Psychology and Psychotherapy: Essays, Letters and Dialogue.* New York: Syracruse University Press.

Bucky, S., Marques, S., Daly, J., Alley, J. and Karp, A. (2010) 'Supervision Characteristics Related to the Supervisory Working Alliance as Rated by Doctoral Level Supervisees', *Clinical Supervisor*, 29(2): 149–163.

Bushman, B., Baumeister, R., Thomaes, S., Ryu, E., Begeer, S. and West, S. (1999) 'Looking Again, and Harder, for a Link Between Low Self-Esteem and Aggression', *Journal of Personality*, 77(2): 427–446.

Carlson, C. and Kolodny, R. (2016) 'Making the Relational Turn: Some New Perspectives on Coaching Groups', *Contact and Context: New Directions in Gestalt Coaching.* Santa Cruz, CA: Gestalt Press.

Chidiac, M.-A. (2017) 'Gestalt as a Relational Approach to Organisational Development', *British Gestalt Journal*, 26(1): 48–56.

Chidiac, M.-A. (2018) *Relational Organisational Gestalt: An Emergent Approach to Organisational Development.* Oxford: Routledge.

Chidiac, M.-A. and Denham-Vaughan, S. (2009) 'An Organisational Self: Applying the Concept of Self to Groups and Organisations', *British Gestalt Journal*, 18(1): 42–49.

Clarkson, P. (1989) *Gestalt Counselling in Action*, 4th Edition. London: Sage.

Clarkson, P. (1991) 'Individuality and Commonality in Gestalt', *British Gestalt Journal*, 1(1): 28–37.

Clarkson, P. updated by Cavicchia, S. (2013) *Gestalt Counselling in Action*, 4th Edition. London: Sage.

Clemmens, M. (2012) 'The Interactive Field: Gestalt Therapy as an Embodied Relational Dialogue', in T. Bar-Joseph-Levine (Ed.) *Gestalt Therapy: Advances in Theory and Practice.* Hove: Routledge.

Cole, P. and Reese, D. (2018) *New Directions in Gestalt Group Therapy.* New York: Routledge.

Cozolino, L. (2014) *The Neuroscience of Human Relationships: Attachment and the Developing Social Brain.* 2nd Edition. New York: Norton.

Cozolino, L. (2017) *The Neuroscience of Psychotherapy: Healing the Social Brain,* 3rd Edition. New York: Norton.

Creaner, M. (2014) *Getting the Best Out of Supervision in Counselling and Psychotherapy.* London: Sage.

Critchley, B., King, K. and Higgins, J. (2007) *Organisational Consulting: A Relational Perspective.* London: Middlesex University Press.

Crocker, S. (2004) 'Creativity in Gestalt Therapy: Book Review Essay', *British Gestalt Journal, 13*(2): 126–134.

Crocker, S. (2007) 'Dramatic Gestalt Dreamwork', *Gestalt Journal of Australia and New Zealand,* 4(1): 67–84.

Crocker, S. (2013) *A Well Lived Life: Essays in Gestalt Therapy.* Santa Cruz, CA: Gestalt Press.

Delisle, G. (1999) *Balises II: A Gestalt Perspective on Personality Disorders.* Montreal: Le Reflet.

Denham-Vaughan, J. and Edmond, V. (2010). 'The Value of Silence', *Gestalt Journal of Australia and New Zealand,* 6: 1.

Denham-Vaughan, S. (2005) 'Will and Grace: An Integrative Dialectic Central to Gestalt Psychotherapy', *British Gestalt Journal,* 14(1): 5–14.

Denham-Vaughen, S. (2010a) 'The Liminal Space and Twelve Action Practices for Gracious Living', *British Gestalt Journal,* 19(2): 34–45.

Denham-Vaughan, S. (2010b) 'The Liminal Space: An Opening to Transformational Shift', Marianne Fry Lecture 2010. https://mariannefrylectures.uk/past-lectures/2010-dr-sally-denham-vaughan-the-liminalspace-an-opening-to-transformational-shift/

Desmond, B. and Jowett, A. (2011) *Stepping into the Unknown: Dialogical Experiential Learning.* Berkhamsted: Ashridge Business School.

Desmond, B. (2016) 'Homophobia Endures in Our Time of Changing Attitudes: A "Field" Perspective', *British Gestalt Journal,* 25(2): 42–52.

Dilthey, W. (2002) *The Formation of the Historical World in the Human Sciences.* Princeton, NJ: Princeton University Press.

EAGT Conference Brochure (2019) *An Experiential Exploration: The Fertile Void and Creative Indifference.* www.

gestaltconference2019.com/wpcontent/uploads/2019/09/EAGT_brochure_online-1.pdf

Ehrenfels, C. von (1988) 'On 'Gestalt Qualities', in B. Smith (Ed. & Trans.) *Foundations of Gestalt Theory* (pp. 82–123). Munich: Philosophia.

Evans, K. (2007) 'Living in the 21st Century: A Gestalt Therapist's Search for a New Paradigm', *Gestalt Review*, 11(3): 190–203.

Fagan, J. and Shepherd, I. (Eds.) (1971) *Gestalt Therapy Now: Theory, Techniques, Applications.* Palo Alto, CA: Science & Behavior Books.

Fairfield, M. and Shelton, M. (2016) 'Resources for Relational Leadership', in M. Francis and M. Parlett, *Contact and Context: New Directions in Gestalt Coaching* (Introduction). Santa Cruz, CA: Gestalt Press.

Farber, L. (1966) *The Ways of the Will.* New York: Basic Books.

Feder, B. (1978) 'Responsibility and the Gestalt Therapist', *Gestalt Journal*, 1(1): 83–87.

Ferrari, P.F. and Rizzolatti, G. (2015) *New Frontiers in Mirror Neuron Research.* Oxford: Oxford University Press.

Fodor, I. (1998) 'Awareness and Meaning Making: The Dance of Experience', *Gestalt Review*, 2(1): 50–71.

Frambach, L. (2003) 'The Weighty World of Nothingness: Salomo Friedlaender's Creative Indifference', in M. Spagnuoulo-Lobb and N. Amendt-Lyon (Eds.), *Creative License: The Art of Gestalt Therapy*, pp. 113–127. Vienna: Springer.

Francesetti, G. (2012) in D. Bloom (2015) 'The Relational Function of Self: Self Functioning of the Most Human Plane (in Robine, J.-M. (Ed.). (2016). *Self, A Polyphony of Contemporary Gestalt Therapists.* St Romaine de Virvée, France: L'Exprimerie.

Francesetti, G. (2015) 'From individual symptoms to psycho-pathological fields. Towards a field perspective on clinical human suffering', *British Gestalt Journal*, 24(1): 5–19.

Francesetti, G., Gecele, M. and Roubal, J. (2013) 'Gestalt Therapy Approach to Psychopathology', in G. Francesetti, M. Gecele and J. Roubal (Eds.), *Gestalt Therapy in Clinical Practice: From Psychopathology to the Aesthetics of Contact.* Milan: FrancoAngeli.

Francesetti, G. and Griffero, T. (2019) (Eds.) *Psychopathology and Atmospheres: Neither Inside nor Outside.* Newcastle-upon-Tyne: Cambridge Scholars Publishing.

Francis, T. and Parlett, M. (2016) 'Introduction', in *Contact and Context: New Directions in Gestalt Coaching*. Santa Cruz, CA: Gestalt Press.

Frank, R. (2001) *Body of Awareness: A Somatic and Developmental Approach to Psychotherapy*. Cambridge, MA: Gestalt Press.

Frank, R. and La Barre, F. (2011) *The First Year and the Rest of Your Life*. New York: Taylor & Francis Group.

Freud, S. (1955) *The Interpretation of Dreams*. Translated by J. Strachey. New York: Basic Books.

Friedlaender, S. (1918) *Schöpferische Indifferenz* [Creative indifference]. Munich: Reinhardt.

Friedman, M. (1990) 'Dialogue, Philosophical Anthropology and Gestalt Therapy', *The Gestalt Journal*, XIII(1): 7–40.

From, I. and Muller, B. (1977) *Didactical notes (unpublished)* in Muller (1996) 'Isadore From's Contribution to the Theory and Practice of Gestalt Therapy', *The Gestalt Journal XIX*(1): 57–81.

Gadamer, H-G. (2004) *Truth and Method*. London: Bloomsbury Academic.

Gaffney, S. (2016) 'The Art and Craft of the Field Attuner', in T. Francis and M. Parlett (Eds.) *Contact and Context: New Directions in Gestalt Coaching*. Oxford: Routledge.

Gallese, V. (2001) 'The "Shared Manifold" Hypothesis; from Mirror Neurons to Empathy', *Journal of Conscious Studies, 8*: 33–50.

Gandhi, M. (2019) www.brainyquote.com/quotes/mahatma_gandhi_109075 (last accessed 25 May 2020).

Gendlin, E.T. (1962) *Experiencing and the Creation of Meaning: A Philosophical and Psychological Approach to the Subjective*. New York: Free Press of Glencoe.

Gendlin, E.T. (2008) 'Vision Statement for Focusing: Action Steps and Projects', *The Folio: A Journal for Focusing and Experiential Therapy*, 21(1). New York: The Focusing Institute Inc.

Gergen, K.J. (2009) *Relational Being: Beyond Self and Community*. New York: Oxford University Press.

Gilbert, M. and Clarkson, P. (1991) 'The Training of Counselling Trainers and Supervisors', in W. Dryden and B. Thorne (Eds.), *Training and Supervision for Counselling in Action*. London: Sage.

Gilbert, M. and Evans, K. (2000) *Psychotherapy Supervision: An*

Integrative Relational Approach to Psychotherapy Supervision. Buckingham: Open University Press.

Ginger, S. (2007) *Gestalt Therapy: The Art of Contact.* London. Karnac.

Goldstein, K. (1939) *The Organism.* New York: American Book.

Goodman, P. (1977) *Nature Heals: The Psychological Essays of Paul Goodman.* Edited by T. Stoehr. New York: Free Life Additions.

Goodman, P. (1994) *Crazy Hope and Finite Experience.* Edited by T. Stoehr. San Francisco, CA: Jossey-Bass.

Hawkins, P. and Shohet, R. (2012) *Supervision in the Helping Professions,* 2nd Edition. Maidenhead: Open University Press.

Heidegger, M. (1962) *Being and Time.* Translated by J. Macquarrie and E. Robinson. New York: Harper & Row.

Heimbach, J.T. and Jacoby, J. (1972). 'The Zeigarnik Effect in Advertising', *Proceedings of the Third Annual Conference of the Association of Consumer Research.* 746–758.

Hess, A.K. (Ed.) (1980) *Psychotherapy Supervision: Theory, Research and Practice.* New York: Wiley.

Howarth, A. and Ibrahim, Y. (2012) 'Threat and Suffering: The Liminal Space of "The Jungle"', in H. Andrews and L. Roberts (Eds.) *Liminal Landscapes: Travel, Experience and Space* (pp. 200–216). Abingdon: Routledge.

Husserl, E. (1931) *Ideas: General Introduction to Pure Phenomenology, Vol 1.* New York: MacMillan.

Hycner, R. (1985) 'Dialogical Gestalt Therapy: An Initial Proposal', *The Gestalt Journal,* 8(1): 23–49.

Hycner, R. (1993) *Between Person and Person: Toward a Dialogical Psychotherapy.* Highland, NY: Gestalt Journal Press.

Hycner, R. (1999) 'Dialogical Gestalt Therapy: An Initial Proposal', *Gestalt Journal,* 8(1): 23–49.

Hycner, R. and Jacobs, L. (1995) *The Healing Relationship in Gestalt Therapy – A Dialogic/Self Psychology Approach.* Highland, NY: Gestalt Journal Press.

Iacoboni, M. (2005) 'Understanding Others: Imitation, Language and Empathy', in S. Hurly and N. Chater (Eds.) *Perspectives on Imitation.* Cambridge, MA: MIT Press.

Idhe, D. (1977) *Experimental Phenomenology: An Introduction.* Albany, NY: State University of New York.

Jacobs, L. (1992) 'Insights from Psychoanalytic Self-Psychology and Inter-Subjectivity Theory for Gestalt Therapists', *The Gestalt Journal,* XV(2): 25–61.

Jacobs, L. (1995) 'Shame in the Therapeutic Dialogue', *British Gestalt Journal*, 4(2): 86–90.

Jacobs, L. (2000) 'For Whites Only', *British Gestalt Journal*, 9(1): 3–14.

Jacobs, L. (2007) 'Self, Subject and Intersubjectivity', *Studies in Gestalt Therapy: Dialogical Bridges*, 1(1).

Jacobs, L. (2012) 'Critiquing Projection: Supporting Dialogue in a Post-Cartesian World', in T. Bar-Yoseph Levine (Ed.) *Gestalt Therapy: Advances in Theory and Practice* (pp. 59–69). Sussex: Routledge.

Jacobs, L. (2017) 'Hopes, Fears and Enduring Relational Themes', *British Gestalt Journal*, 26(1): 7–16.

Jacobs, L. and Hycner, R. (Eds.) (2009). *Relational Approaches in Gestalt Therapy*. New York: Gestalt Press/Routledge.

Johnson, F. (2016) 'The Aesthetics of Transformational Gestalt Coaching: A Heartfelt Research Project', in T. Francis and M. Parlett *Contact and Context: New Directions in Gestalt Coaching*. Santa Cruz, CA: Gestalt Press.

Joyce, P. and Sills, C. (2018) *Skills in Gestalt Counselling and Psychotherapy*. 4th Edition. London: Sage.

Kafka, F. (2005) *Investigations of a Dog in Franz Kafka: The Complete Short Stories*. London: Vintage.

Kaufman, G. (1985) *Shame: The Power of Caring*. Shenkman Books.

Kaufman, G. (1996). *The Psychology of Shame: Theory and Treatment of Shame-based Syndromes (2nd ed.)*. New York: Springer.

Keating, F. (2007) *African and Caribbean Men and Mental Health*. London: Race Equality Foundation.

Kennedy, D. (1994). 'Transcendence, Truth and Spirituality in the Gestalt Way', *British Gestalt Journal*, 3(1): 4–10.

Kennedy, D. (2013) *Healing Perception: An Application of the Philosophy of Merleau-Ponty to the Theoretical Structures of Dialogic Psychotherapy*. Queensland, Australia: Ravenwood Press and Create Space Publishers.

Kepner, J. (1987) *Body Process: A Gestalt Approach to Working with the Body in Psychotherapy*. New York: Gardner.

Kepner, J. (2001) 'Touch in Gestalt Body Process Psychotherapy: Purpose, Practice, and Ethics', *Gestalt Review*, 5(2): 97–114.

Kepner, J. (2008) 'Towards a More Deeply Embodied Approach in Gestalt Therapy', *Studies in Gestalt Therapy* 2(2): 43–56.

Kermode, F. (1983) 'Freud is Better in German', *New York Times*, 6 February.

Keysers, C. (2011) *The Empathic Brain. E-book published by Christian Keysers.*

Koffka, K. (1935) *Principles of Gestalt Psychology.* New York: Harcourt, Brace and World.

Kohler, K. (1938) 'Physical gestalten', in W. Ellis (Ed.) *A Source Book in Gestalt Psychology* (pp. 17–54). London: Kegan Paul.

Korb, M. (1999) 'Redefining Maturity and Maturational Processes', *Gestalt Journal, XXII*(2).

Latner, J. (1985) 'What Kinds of Figures Does Gestalt Therapy Cut?', *Gestalt Journal, VIII*(1): 55–60.

Latner, J. (2000) 'The Theory of Gestalt Therapy', in E.C. Nevis (Ed.) *Gestalt Therapy: Perspectives and Applications.* Cambridge, MA: Gestalt Press.

Leary-Joyce, J. (2014) *The Fertile Void: Gestalt Coaching at Work.* St Albans: AOEC Press.

Lee, R. (1995) 'Gestalt and Shame: The Foundations for a Clearer Understanding of Field Dynamics', *British Gestalt Journal* 4(1): 14–22.

Lee, R. (2004a). 'Ethics: A Gestalt of Values/The Values of Gestalt – A Next Step', in R.G. Lee (Ed.) *The Values of Connection* (pp. 3–34). Cambridge, MA: Gestalt Press.

Lee, R. (2004b) (Ed.) *The Values of Connection: A Relational Approach to Ethics.* Cambridge, MA: Gestalt Press.

Lee, R. (2007) 'Shame and Belonging in Childhood: The Interaction between Relationship and Neurobiological Development in the Early Years of Life', *British Gestalt Journal* 16(2): 38–45.

Lee, R. and Wheeler, G. (1996) (Eds.) *The Voice of Shame: Silence and Connection in Psychotherapy.* Cambridge, MA: Gestalt Press.

Levinas, E. (1987) *Collected Philosophical Papers.* Trans. A. Lingis. Boston,MA: Nijhoff.

Levitsky, A. and Perls, F. (1970) 'The Rules and Games of Gestalt Therapy', in J. Fagan and I. Shepherd (Eds.), *Gestalt Therapy Now.* Palo Alto, CA: Science and Behaviour Books.

Lewin, K. (1935) *A Dynamic Theory of Personality Selected Papers.* New York: McGraw-Hill.

Lewin, K. (1936) *Principles of Topological Psychology.* New York: McGraw-Hill.

Lewin, K. (1952) *Field Theory in Social Sciences*. London: Tavistock.

Lichtenberg, P. (2007) 'Radical Relationships – Interviewed by Christine Stevens', *British Gestalt Journal, 16*(1): 28–34.

Lichtenberg, P. (2008) 'Culture Change: Conversations Concerning Political and Religious Difference', *Studies in Gestalt Therapy: Dialogical Bridges*, 2(1): 45–68.

Lichtenberg, P. (2012) 'Inclusive and Exclusive Aggression: Some (Gestalt) Reflections', *Gestalt Review 13*(2): 145–161.

MacKewn, J. (1997) *Developing Gestalt Counselling*. London: Sage.

MacKewn, J. and Clarkson, P. (2012) *Fritz Perls*. London. Sage.

Mann, D. (2010) *Gestalt Therapy: 100 Key Points and Techniques*. Hove/New York: Taylor & Francis.

Mann, D. (2013) 'Assessing Suicidal Risk', in G. Francesetti, M. Gecele and J. Roubal (Eds.) *Gestalt Therapy in Clinical Practice: From Psychopathology to the Aesthetics of Contact*. Syracuse: Instituto di Gestalt HCC Italy.

Mann, D. (2014) 'Gestalt Therapy', *The Handbook of Individual Therapy* (pp. 179–205). 6th Edition. London: Sage.

Marrow, A.J. (1969) *The Practical Theorist: The Life and Work of Kurt Lewin*. New York: Basic Books.

Maslow, A. (2013) *The Theory of Human Motivation*. Edited by D. Webb. Psychology Classics. CreateSpace Independent Publishing Platform.

Mazur, E. (1996) 'The Zeigarnik Effect and the Concept of Unfinished Business in Gestalt Therapy', *British Gestalt Journal, 5*(1): 18–23.

McConville, M. (2001) 'Lewinian Field Theory, Adolescent Development and Psychotherapy', in M. McConville and G. Wheeler (Eds.) *The Heart of Development: Gestalt Approaches to Working with Children, Adolescents and their Worlds: Vol 2*. Hillsdale, NJ: Analytic Press.

McConville, M. (2013) *Adolescence: Psychotherapy and the Emergent Self*. Santa Cruz, CA: Gestalt Press.

Melnick, J. (2003) 'Editorial: Conflict', *Gestalt Review, 7*(3): 175–179.

Melnick, J. and Nevis, E. (2012) *Mending the World*. Edited by J. Melnick and E. Nevis. Santa Cruz: Gestalt Press.

Melnick, J. and Roos, S. (2007) 'The Myth of Closure', *Gestalt Review 11*(2): 90–107.

Merleau-Ponty, M. (1962) *Phenomenology of Perception*.

Translated from French by C. Smith. London: Routledge & Kegan Paul.

Merleau-Ponty, M. (1968) *The Visible and the Invisible.* Translated by A. Lingis and edited by C. Lefont. Evanston, IL: Northwestern University Press.

Merleau-Ponty, M. (2002) 'The Primacy of Perception and its Philosophical Consequences', in D. Moran and T. Mooney (Eds.) *The Phenomenology Reader.* London: Routledge.

Merleau-Ponty, M. (2010) 'Consciousness and the Acquisition of Language', in *Child Psychology and Pedagogy.* Translated and edited by T. Welsh. Evanston, IL: Northwestern University Press.

Merleau-Ponty, M. (2014) *Phenomenology of Perception.* Translated from French by D.A. Landes. Oxford: Routledge.

Meulmeester, F. (2017) 'Book Review: "19 voices on the Self"', *British Gestalt Journal, 26*(1): 65–69.

Midgley, D. (2006) 'Intersubjectivity and Collective Consciousness', *Journal of Conciousness Studies, 13*(5): 99–109.

Miller, M.V. (1994) 'Elegiac Reflections on Isadore From', *British Gestalt Journal, 3*(2): 76–79.

Miller, M.V. (2001) 'The Speaking Body (Or why did Wilhelm Reich go Crazy)', *The Gestalt Journal, 24*: 11–29.

Miller, M.V. (2003) 'Reflections on Cornell: The Aesthetics of Sexual Love', *British Gestalt Journal, 12*(2): 111–115.

Miller, M.V. (2011a) 'Foreword in Robine J-M', *On the Occassion of the Other.* Gouldsboro, ME: Gestalt Journal Press.

Miller, M.V. (2011b) *Teaching a Paranoid to Flirt.* Gouldsboro, ME: Gestalt Journal Press.

Morrison, K. and van der Werf, G. (2012) 'Editorial', *Educational Research and Evaluation: An International On-line Journal, 18*(5): 399–401. Taylor & Francis online.

Muller, M. (1993) (Ed.) *Psychophysiologische Risikofaktoren bei Herz/Kreislauferkrankungen – Grundlagen und Therpie.* Gottingen: Hogrefe.

Myers, D. and Hayes, J. (2006) 'Effects of Therapist Self-Disclosure and Countertransference and Disclosure on Ratings of the Therapy Session', *Psychotherapy: Theory, Research, Practice, Training, 43*: 173–185.

Neimeyer, R.A (2005) 'The Construction of Change: Personal Reflections on the Therapeutic Process', *Constructionism in the Human Sciences, 10*: 77–98.

Nevis, E. (1987) *Organizational Consulting: A Gestalt Approach*. New York: Gardner Press.

Nevis, E. (1997) 'Gestalt Therapy and Organization Development: A Historical Perspective, 1930–1996', *Gestalt Review*, 1(1): 110–130.

Nevis, E. and Melnick, J. (2012) 'Gestalt Concepts as Applied to Social Cange Intervention', in J. Melnick and E. Nevis (Eds.) *Mending the World*. Santa Cruz, CA: Gestalt Press.

Nin, A. (1990) *The Dela of Venus*. London: Penguin Books.

Norcross, J. and Lambert, M. (2011). 'Evidence-based Therapy Relationships', in J.C. Norcross (Ed.) *Psychotherapy Relationships That Work: Evidence-Based Responsiveness, 2nd ed* (pp. 3–21). New York: Oxford University Press.

Orange, D. (2009) 'Psychoanalysis in a Phenomenological Spirit', *International Journal of Psychoanalytic Self Psychology*, 4: 119–121.

Orange, D. (2010) *Thinking for Clinicians*. New York. Routledge.

O'Shea, L. (2000) 'Sexuality: Old Struggles and New Challenges', *Gestalt Review* 4(1): 8–25.

Park, D.C. and Huang, C-M. (2010) 'Culture Wires the Brain: A Cognitive Neuroscience Perspective', *Perspectives on Psychological Science*. Sage Journals.

Palmer, P. (1997) 'The Grace of Great Things: Reclaiming the Sacred in Knowing, Teaching and Learning', *Holistic Education Review*, 10(3): 8–16.

Parlett, M. (1991) 'Reflections on Field Theory', *British Gestalt Journal*, 1(2): 69–81.

Parlett, M. (1993) 'Towards a More Lewinian Field Theory', *British Gestalt Journal*, 2: 115–120.

Parlett, M. (1997) 'The Unified Field in Practice', *Gestalt Review*, 1(1): 16–33.

Parlett, M. (2000) 'Creative Adjustment and the Global Field', *British Gestalt Journal*, 9(1): 15–27.

Parlett, M. (2005) 'Contemporary Gestalt Therapy: Field Theory', in A.L. Woldt and S.M. Toman (Eds.) *Gestalt Therapy: History, Theory and Practice*. London: Sage.

Parlett, M. (2007) 'The Five Abilities' Summary', *Unpublished Manuscript*.

Parlett, M. (2015) *Future Sense: Five Explorations of Whole Intelligence for a World that's Waking Up*. Leicester: Matador.

Pawlett, J.S. (2018) 'Gestalt Structures in Multi-person Inter-subjectivity', *Synthese: An International Journal for Epistemology, Methodology and Philosophy of Science*. Springer.

Perls, F. (1947) *Ego, Hunger and Aggression*. London: George Allen and Unwin.

Perls, F. (1948) 'Theory and Technique of Personality Integration', *American Journal of Psychotherapy*, 2: 565–586.

Perls, F. (1969) *Gestalt Therapy Verbatim*. Moab, UT: Real People Press.

Perls, F. (1973) *The Gestalt Approach and Eye Witness to Therapy*. California: Science and Behaviour Books.

Perls, F. (1979) 'Planned Psychotherapy', *The Gestalt Journal*, II(2): 4–24.

Perls, F. (1992a) *Gestalt Therapy Verbatim*. Highland, NY: Gestalt Journal Press.

Perls, F. (1992b) *In and Out of the Garbage Pail*. New York: Gestalt Journal Press.

Perls, F., Hefferline, R. and Goodman, P. (1951) *Gestalt Therapy: Excitement and Growth in the Human Personality*. London: Souvenir Press.

Perls, L. (1978) 'Concepts and Misconceptions of Gestalt Therapy', *Voices*, 14(3): 31–36.

Perls, L. (1992) *Living at the Boundary*. Highland, NY: Gestalt Journal Press.

Perls, L. and Rosenfeld, E. (1982) 'A Conversation between Laura Perls and Edward Rosenfeld', *Voices*, 2: 22–29.

Petzold, H.G. (2006) 'Aggressionsnarrative, Ideologie und Friedensarbeit – Integrative Perspektiven', in F-M. Staemmler and B. Staemmler *Aggression, Time, and Understanding*. Santa Cruz, CA: Gestalt Press.

Philippson, P. (2001) *Self in Relation*. Highland, NY: Gestalt Journal Press.

Philippson, P. (2002) 'A Gestalt Approach to Transference', *British Gestalt Journal*, 11(1): 16–20.

Philippson, P. (2009) *The Emergent Self: An Existential-Gestalt Approach*. London: Karnac Books.

Philippson, P. (2011) 'Mind and Matter: The Implications of Neuroscience Research for Gestalt Psychotherapy', in T. Levine (Ed.) *Gestalt Therapy: Advances in Theory and Practice*. London: Routledge.

Philippson, P. (2017) 'Three Levels of Training', *British Gestalt Journal*, 26(1): 41–43.

Philippson, P. (2018) *Gestalt Therapy: Roots and Branches Collected Papers*. Oxford: Routledge.

Polster, E. (1993) 'Individuality and Communality', *British Gestalt Journal*, 2(1): 41–43.

Polster, E. (1995) *A Population of Selves – A Therapeutic Explorationof Personal Diversity*. San Francisco, CA: Jossey-Bass.

Polster, E. (2012) 'Flexibility in Theory Formation', *Gestalt Therapy: Advances in Theory and Practice*. Hove: Routledge.

Polster, E. and Polster, M. (1973) *Gestalt Therapy Integrated: Contours of Theory and Practice*. New York: Vintage Books.

Polster, E. and Polster, M. (1999) *From the Radical Center: The Heart of Gestalt Therapy*. Cambridge, MA: The Gestalt Institute of Cleveland Press.

Power, M., and Dalgleish, T. (1997) *Cognition and Emotion: From Order to Disorder*. Hove: Psychology Press.

Renik, O. (2004) 'Intersubjectivity in Psychoanalysis', *International Journal of Psychoanalysis*, 85: 1053–64.

Resnick, R. (1995) 'Gestalt Therapy: Principles, Prisms and Perspectives: Interviewed by Malcolm Parlett', *British Gestalt Journal*, 4(1): 3–13.

Resnick, R. (2002) 'When 'Other' is Less Than…', *British Gestalt Journal*, 11(1): 64–66.

Resnick, S. (2004) 'Somatic-Experiential Sex Therapy: A Body-Centered Gestalt Approach to Sexual Concerns', *Gestalt Review*, 8(1): 40–64.

Richards, C. and Barker, M. (2013) *Sexuality and Gender for Mental Health Professionals: A Practical Guide*. London: Sage.

Roberts, A. (1999) 'Digging up the Bodies', *British Gestalt Journal*, 8(2): 134–137.

Robine, J.-M. (2003) 'Intentionality in Flesh and Blood: Toward a Psychotherapy of Fore-contacting', *International Gestalt Journal*, 26(2): 85–110.

Robine, J.-M. (2011) *On the Occassion of the Other*. Gouldsboro, ME: Gestalt Journal Press.

Robine J.-M. (2016) 'Self: Artist of Contact', in J.-M. Robine (Ed.) *Self: A Polyphony of Gestalt Therapists*. St Romain la Virvee, France: L'exprimeire.

Roubal J., Franscetti, G. and Gecele, M. (2017) 'Aesthetic Diagnosis in Gestalt Therapy', *Behavioural Sciences*, 7(4): 70.

Sabar, S. (2013) 'What's a Gestalt?', *Gestalt Review* 17(1): 6–34.

Saner, R. (1984) 'Culture Bias of Gestalt Therapy Made-in-USA', *Gestalt Theory*, 6(2): 158–170.

Sartre, J.-P. (1948) *Being and Nothingness*. Trans. H.E. Barnes. New York: Philosophical Library.

Schore, A. (2003) *Affect Regulation and the Repair of the Self*. New York: Norton.

Schore, A. (2011) *The Science of the Art of Psychotherapy*. New York. Norton.

Schulz, F. (2013) 'Roots and Shoots of Gestalt Therapy: Historical and Theoretical Developments', *Gestalt Journal of Australia and New Zealand*, 10(1): 24–47.

Shub, N. (2000) 'Gestalt Therapy over Time: Integrating Difficulty and Diagnosis', *Gestalt Therapy: Perspectives and Applications*. Edited by Edwin Nevis. Cambridge: Gestalt Press.

Siegel, D. (1999) *The Developing Mind: How Relationships and the Brain Interact to Shape Who We Are*. New York: Guildford Press.

Siegel, D. (2010) *The Mindful Therapist: A Clinician's Guide to Mindsight and Neural Integration*. New York: Norton.

Siegel, D. and Bryson, T. (2012) *The Whole-Brain Child: 12 Proven Strategies to Nurture Your Child's Developing Mind*. Eau Claire, WI: PESI Publishing & Media.

Sills, C., Lapworth, P. and Desmond, B. (2012) *An Introduction to Gestalt*. London: Sage.

Silverstein, S. (1996). 'Three stings', *Falling Up*. New York: HarperCollins.

Siminovitch, D. (2017) *A Gestalt Coaching Primer: The Path Toward Awareness IQ*. Gestalt Coaching Works, LLC.

Smith, E. (1998) 'At the Cusp of Being and Becoming: The Growing Edge Phenomenon', *The Gestalt Journal*, XXI(2): 9–19.

Smuts, J. (1926) *Holism and Evolution*. New York: MacMillan.

Sonne, M. and Toennesvang, J. (2013). *Integrative Gestalt Practice: Transforming our Ways of Working with People*. London: Karnac.

Spagnuolo-Lobb, M. (2002) 'A Gestalt Model for Addressing Psychosis', *British Gestalt Journal*, 11(1): 5–15.

Spagnuolo-Lobb, M. (2008) 'From the Epistemology of Self

to Clinical Specificity', *International Gestalt Journal*, *31*(1): 51–73.

Spagnuolo-Lobb, M. (2009) 'The Therapeutic Relationship in Gestalt Therapy', *Relational Approaches in Gestalt Therapy*. Santa Cruz, CA: Gestalt Press.

Spagnuolo-Lobb, M. (2010) *The Now for Next in Psychotherapy: Gestalt Therapy Recounted in Post Modern Society*. Syracuse: Instituto di Gestalt HCC.

Spagnuolo-Lobb, M. (2017) 'From Losses of Ego Functions to the Dance Steps Between Psychotherapist and Client. Phenomenology and Aesthetic of Contact in the Psychotherapeutic Field', *BGJ*, *26*(1): 28–37.

Spagnuolo-Lobb, M. (2019a) 'Aesthetic Relational Knowledge of the Field: A Revised Concept of Awareness in Gestalt Therapy and Contemporary Psychiatry', *Gestalt Review*, *22*(1): 50–68.

Spagnuolo-Lobb, M. (2019b) 'Teaching and Conducting Gestalt Research through the Instituto di Gestalt, HCC Italy: Capturing the Vitality of Relationships', in P. Brownell (Ed.) *Handbook for Theory, Research and Practice in Gestalt Therapy*, 2nd Edition. Newcastle-upon-Tyne: Cambridge Scholars Publishing.

Spinelli, E. (2005) *The Interpreted World: An Introduction to Phenomenological Psychology*. 2nd Edition. London: Sage.

Staemmler, F.-M. (1997) 'Cultivated Uncertainty: An Attitude for Gestalt Therapists', *British Gestalt Journal*, *6*(1): 30–40.

Staemmler, F.-M. (2006) 'A Babylonian Confusion? On the Uses and Meanings of the Term "Field"', *British Gestalt Journal*, *15*(2): 64–83.

Staemmler, F.-M. (2009) *Aggression, Time and Understanding*. Cambridge, MA: Gestalt Press.

Staemmler, F.-M. (2010) 'Contact as First Reality: Gestalt Therapy as an Intersubjective Approach', *British Gestalt Journal*, *19*(2): 26–33.

Staemmler, F.-M. (2012) *Empathy in Psychotherapy: How Therapists and Clients Understand Each Other*. New York: Springer.

Staemmler, F.-M. (2016) 'Taking Another Turn: The Relational Turn in Gestalt Therapy Revisited', *British Gestalt Journal*, *25*(2): 3–19.

Stauffer, K. (2010) *Anatomy and Physiology for Psychotherapists*. New York: Norton.

Stern, D.N. (1998) *The Interpersonal World of the Infant.* New York: Karnac.

Stern D.N. (2010) 'Forms of Vitality', *Exploring Dynamic Experience in Psychology and the Arts.* New York: Oxford University Press.

Stoehr, T. (1994) *Here, Now, Next: Paul Goodman and the Origins of Gestalt Therapy.* San Francisco, CA: Jossey-Bass.

Stratford, C.D. and Brallier, L.W. (1979) 'Gestalt Therapy with Profoundly Disturbed Persons', *The Gestalt Journal,* 2: 90–103.

Strawman, S. (2011) 'Empathy and Understanding: Phenomenology and Hermeneutics in Relational Gestalt Psychotherapy', *British Gestalt Journal, 20*(1): 5–13.

Taylor, M. (2013) 'On Safe Ground: Using Sensorimotor Approaches in Trauma', *British Gestalt Journal,* 22(2): 5–13.

Taylor, M. (2014) *Trauma Therapy and Clinical Practice: Neuroscience, Gestalt and The Body.* Open University Press.

Tellenbach, H. (1983). *Goût et Atmosphère.* Trans. J. Amsler. Paris: P.U.F.

Thomas and Znaniecki (1999) in M. De Fornel and L. Quere, *La logique des situations: nouveaux regards surl'eclogie des activities sociales.* Raisons Pratiques, Paris: Editions de l'Ecole des Hautes Etudes en Science Sociales.

Totton, N. (2003) *Body Psychotherapy: An Introduction.* Maidenhead: Open University Press.

Trub, H. (1952) 'Healing through Meeting', in M. Friedman (Ed.) *The Worlds of Existentialism: A Critical Reader.* Chicago, IL: University of Chicago Press.

Van de Kolk, B. (2015) *The Body Keeps the Score: Mind, Brain and Body in the Transformation of Trauma.* New York: Penguin Books.

Van de Riet, V. (2001) 'Gestalt Therapy and the Phenomenological Method', *Gestalt Review, 5*(3): 184–194.

Van de Riet, V., Korb, M. and Gorrell, J. (1980) *Gestalt Therapy: An Introduction.* New York: Pergamon Press.

Vasquez-Bandin, C. (2012) 'Personality: Co-creating a Dynamic Symphony', *Gestalt Therapy: Advances in Theory and Practice.* Edited by T. Bar-Yoseph. Hove: Routledge.

Vasquez-Bandin, C. (2016) In *'Self: A Polyphony of Gestalt Therapists'.* Edited by J.-M. Robine. St Romain la Virvee,

France: L'exprimeire.

Wertheimer, M. (1925) 'Gestalt Theory', in W.D. Ellis (Ed.) *A Sourcebook of Gestalt Psychology* (1938). London: Routledge and Kegan Paul.

Wertheimer, M. (1959) *Productive Thinking,* 2nd Edition. New York: Harper and Row. First published 1945.

Wheeler, G. (1991) *Gestalt Reconsidered – A New approach to Contact and Resistance.* New York: Gardner Press.

Wheeler, G. (1997) 'Self and Shame: A Gestalt Approach', *Gestalt Review,* 1(3): 221–244.

Wheeler, G. (2000) *Beyond Individualism: Towards a New Understanding of Self, Relationship and Experience.* Hillsdale, NJ: The Analytic Press.

Wheeler, G. (2003) 'Contact and Creativity: The Gestalt Cycle in Context', in M. Spagnuolo-Lobb and N. Amendt-Lyon (Eds.) *Creative License: The Art of Gestalt Therapy* (pp 163–178). Vienna and New York: Springer.

Wheeler, G. and Axelsson, L. (2015) *Gestalt Therapy.* Washington DC: American Psychological Association.

Wheeler, G. and McConville, M. (Eds.) (2014) *The Heart of Development: Gestalt Approaches to Working with Children, Adolescents and their Worlds.* New York. Routledge.

Wheway, J. (1997) 'Dialogue and Intersubjectivity in the Therapeutic Relationship', *British Gestalt Journal,* 6(1): 16–28.

White, C. (2008) *Beyond Transference.* http://gestalttherapy scotland.co.uk/downloads/Beyond%20transference%20 web.pdf

Woldt, A. and Toman, S. (Eds.) (2005) *Gestalt Therapy: History, Theory, and Practice.* London: Sage Publications.

Wolfert, R. (2000) 'Self in Experience, Gestalt Therapy, Science and Buddhism', *British Gestalt Journal,* 9(2): 77–86.

Wollants, G. (2012) *Gestalt Therapy: Therapy of the Situation.* London: Sage.

Wollants, G. (2016) 'The Bodying Forth of the Situation', *Contact and Context: New Directions in Gestalt Coaching.* Santa Cruz, CA: Gestalt Press.

Yontef, G. (1975) 'A Review of the Practice of Gestalt Therapy', in F. Stephenson (Ed.), *Gestalt Therapy Primer: Introductory Readings in Gestalt Therapy.* Springfield, IL: Charles C. Thomas.

Yontef, G. (1981) 'The Future of Gestalt Therapy: A Symposium with G. Yontef, J. Zinker, E. Polster and L. Perls', *The Gestalt Journal, IV*(1): 3–18.

Yontef, G. (1993) *Awareness, Dialogue and Process: Essays on Gestalt Therapy.* New York: Gestalt Journal Press.

Yontef, G. (1999) 'Awareness, Dialogue and Process: Preface to the 1998 German Edition', *The Gestalt Journal, XXII*(1): 9–20

Yontef, G. (2002) 'The Relational Attitude in Gestalt Theory and Practice', *International Gestalt Journal, 25*(1): 15–36.

Yontef, G. (2007) 'The Power of the Immediate Moment in Gestalt Therapy', *Journal of Contemporary Psychotherapy, 37*(1): 17–23.

Yontef, G. (2008) 'Relational Gestalt Therapy: What Is It, and What Is It Not?', *International Gestalt Journal, 31*(1): 91–113.

Yontef, G. (2009) 'The Relational Attitude in Gestalt Therapy and Practice', in R. Hycner and L. Jacobs (Eds.) *Relational Approaches in Gestalt Therapy* (pp. 37–59). New York: Routledge/Gestalt Press.

Yontef, G. and Jacobs, L. (2010) 'Gestalt Therapy', in R. Corsini and D. Wedding (Eds.) *Current Psychotherapies* (pp. 342–382). Belmont, CA: Brookes/Cole Thompson Learning.

Yontef, G. and Schulz, F. (2016) 'Dialogue and Experiment', *British Gestalt Journal, 25*(1): 9–21.

Zahavi, D. (2014) *Self and Other: Exploring Subjectivity, Empathy, and Shame.* New York and Oxford: Oxford University Press.

Zahm, S. (1998) 'Therapist Disclosure in the Practice of Gestalt Therapy', *Gestalt Journal, 21*(2): 21–51.

Zeigarnik, B. (1927) 'Das Behalten erledigter und unerledigter Handlungen', *Psychologische Forschung, 9*: 1–85.

Zeigarnik, B. (1938) 'On Finished and Unfinished Tasks', in W.D. Ellis (Ed.) *A Sourcebook of Gestalt Psychology* (pp. 300–314). London: Kegan Paul, Trench Truber & Co.

Zinker, J. (1977) *Creative Process in Gestalt Therapy.* New York: Vintage Books.

A

a pedantic exercise	学究式练习
awareness	觉察
awareness continuum	觉察连续体

B

body armour	身体铠甲
body back	身退
body force	身进
bracketing	悬置

C

co-creation	共同创造
confirmation	确认
confluence	融合
contact	接触
contact boundary	接触边界
contact functions	接触功能
core beliefs	核心信念

creative adjustments　创造性调整

creative indifference　创造性中立

creative undifferentiation　创造性未分化

D

deflection	偏转
description	描述
desensitisation	脱敏
dialogue	对话
disturbances	干扰

E

ego	自我
egotism	自我主义
embodiment	具身性
empathy	共情
empty chair	空椅（技术）
enduring relational themes（ERTs）	持久关系主题
experimentation	实验

F

fertile void	无为虚空
field	场
field condition	场条件
field theory	场论
figure	图形
figure-bound	图形束缚
figure formation	图形生成
final contact	最终接触
fixed gestalt	固着完形
fore-contact	前接触

G

gestalt laws	完形法则
gestalt therapy	完形治疗
good form	良式
ground	背景

H

here and now	当下 / 此时此地
holism / wholism	整体论
horizontalization	水平化

I

I boundaries	我之边界
id	本我
I-ism	"我"主义
I-It	我 – 它
inclusion	代入
individual	个体
individualistic paradigm	个体主义范式
inhabit	依存
internal pole	内部极点
interruptions	中断
intersubjectivity	主体间性
introjection	内摄
I-Thou	我 – 你
I-Thou relation	我 – 你关系

L

laws of perception	感知定律
lifespace	生活空间
lifeworld	生活世界
liminal space	阈限空间

M

moderations	调节
modifications	调整
move into	移入

O

organismic	机体化

P

personality	人格
phenomenology	现象学
post-contact	后接触
presence	在场 / 存在
process diagnosis	过程诊断
proflection	外转
projection	投射

R

relational turn	关系转向
resistances	阻抗
retroflection	回射
Rubin vase	鲁宾花瓶
rupture	破裂

S

selfing	自我演绎
self-in-process	自我在过程中
self-monitoring	自我监控

self-regulation	自我调节
situation	情境

T

The Gestalt Prayer	完形祈祷者
The Paradoxical Theory of Change	改变的悖论
therapeutic boundary	治疗边界
there and then	彼时彼地
transcendental phenomenology	先验现象学
transference	移情
two- chair work	双椅技术

U

unified field	统一场
unfinished business	未竟之事

W

white skin privilege	白人特权

译后记

当我在北京师范大学发展心理研究所读研究生时，聆听过方晓义教授的"家庭治疗"课程。方老师在这门课的讲授中，帮我树立了几个重要观念：孩子出现的心理问题，往往可以在父母身上找到根源；夫妻相处出现的问题，可能与各自的原生家庭和成长环境有关；家庭成员之间的问题，需要从改变关系模式入手。

直到多年后的今天，应化学工业出版社之邀翻译这部《完形治疗：100个关键点与技巧》，行进到一半时，我顿悟了——原来当年方晓义老师课上所灌输的，其实就是治疗中的整体观：家庭即"场"，关系模式即联系，一切问题始于联系（关系），所有的问题都要在家庭这个"场"中加以解决；家庭治疗就是一种基于家庭场的完形治疗。当获得这种全新的领悟之后，余下的翻译旅程就变得更加激动人心了。我认为在这本书中，有三个基本的"场"是值得关注和铭记的。

第一是完形治疗本身与其理论背景构成的场。完形治疗虽然是众多咨询治疗流派中的一支，但我相信它是特别的一支，因为它的理论基础从整体论、系统论、具身论、现象学、存在主义、禅宗等诸多哲学思想中汲取营养。完形治疗是拿来主义的，但它在与这些背景理论的联系中不断进行着"创造性调整"，产生一种整合性的思路和方法。

第二是来访者与其问题情境（处境）构成的场。没有任何诉求是凭空产生的，所有问题都产生于来访者与其情境的关系之中，要么是缺乏场的支持使创造性调整无法发生，要么是扭曲了与情境的关系而产生了错误的应对。因此，对于治疗师来说，了解来访者与其自身情境（经历、环境、习惯的应对方式、文化）的关联方式及来访者在此关系中的需要（need）显得尤为重要。

第三是治疗师与来访者及治疗环境构成的场。在来访者和治疗师接触的一刹那，这个场便已形成。此时没有无关的背景，一切都是治疗关系中的关联因素——从咨询室的布置到咨询师的肢体动作，任何微妙的细节都有可能对治疗效果造成影响；这同时也意味着，这个场中的任何元素都能作为治疗的媒介———一颦一笑俱是手段，飞花摘叶皆为道具，运用之妙存乎一心。来访者和治疗师都以具身的方式相互嵌套地存在于这个场中，最终获得成长的也不仅仅是来访者。

翻译过程还有令人兴奋的一点是，从这本书中我们看到了东方哲学所具有的无限潜能。在这个讲求个性的时代，许多人不再将自我与世界视为整体，以病态的方式攫取眼前利益而忽视了与周遭环境的平衡，自我阻断各类联系使自身在应对问题时缺少"场"所能给予的支持和力量———诸多心理问题其实皆根源于此。当西方的个人主义无法提供解药时，完形治疗的倡导者发现，东方哲学关注整体、认同普遍联系、倡导和谐关系等一系列理念与该流派的主张丝丝入扣，更能为当前的"时代症状"提供有效的诊疗思路。从这个意义上讲，作为东方文化中的成员，我们既不可妄自尊大，也不应妄自菲薄，真正应该做的是沉下心来，认真挖掘、提炼和整理传统文化中能够契合和促进现代文明的思想，积极为人类文明的发展提供有价值的理论和方法。

相较于原著第一版，第二版在保持 100 个关键点总数不变的前提下，在结构和内容上进行了自我革新。第一个主要变化体现在各部分关键点条目数量的增减方面：第一部分新增条目 8 个，减少条目 3 个；第二部分新增条目 2 个，减少条目 4 个；第三部分新增条目 14 个，减少条目 11 个；第四部分新增条目 4 个，减少条目均为 6 个；第五部分新增条目 1 个，减少条目 3 个；第六部分减少条目 2 个；与之对应的是内容的整合和优化。第二个主要的变化，是第一部分关于"联结连续体"的阐述中，在原先的内摄、回射、投射、融合四种方式的基础上，增加了偏转、脱敏、自我监控三个概念，并增加了相应的体验式练习。第三个主要变化，是在对生活空间和场的论述中，将第一版中相关的内容"汇聚"到其中（如"语言和隐喻""迈入更广阔的场"等），并将原有内容条目进行了全面整合，拓展了"场"的外延和所指。其他的变化还包括根据学界最新的研究进展对概念进行更新（如将"五项能力"更名为"五项探索"）、修改了某些表述、充实了参考引文及增加了体验式练习等。总之，在第二版中，完形疗法的核心理念及概念的表述更加充分和完整，能让学习者更易于将其与自身背景和经历产生"关联"；

译后记

内容的整合，在优化结构的同时也让关键点之间的内在逻辑线更加清晰；体验式练习的增加，更便于学习者体验相关概念及其发生场景，并能够更纯熟地应用于治疗实践。新版中这诸多的更新和变化，也是对完形治疗理念的一种本体化的实践，因为它让作者不断进行"创造性调整"以使创造新的"完形"的努力和过程变得肉眼可见。

最后，我要感谢本书作者戴维·曼恩（Dave Mann）奉献的精彩原作，他不仅让我们与完形治疗结缘，更让我们在审视世界、体验生活时拥有了更为完整和独特的视角；感谢我的同事及共同译者李雪燕老师与我在翻译过程中的精诚合作；感谢李资芊、李兰心、张艺瑶、王争、宇思影、彭旭含、张振兴和阚煜等研究生同学，他们在翻译、讨论及校对过程中奉献了时间和精力；更要感谢化学工业出版社赵玉欣编辑和王越编辑的无限信任和支持。这本书的顺利出版，与你们的付出是分不开的。如果本书的翻译出版过程是一个"场"，你们毫无疑问是场中最积极的支持性力量。

书将付梓，但作为译者，我们深知自身能力水平有限，翻译过程中难免有疏漏之处，还望读者和专业人士不吝批评，让我们有进行"创造性调整"的机会。所有的付出和汗水、收获和启示、评点和褒贬，都将是这本书所营造的"场"的一部分——是的，这很"完形"。

窦东徽

于学院南路 39 号中央财经大学图配楼